尝试30天改变您的
饮食和血压

手把手教您做降血压饮食

主　编◎张　勇
副主编◎周仁慧　赵　勇
参　编◎梅　英　苏　立　邬　鸣
　　　　黄　伟　李婷欣

西南师范大学出版社
国家一级出版社　全国百佳图书出版单位

图书在版编目（CIP）数据

尝试30天改变您的饮食和血压：手把手教您做降血压饮食 / 张勇主编. — 重庆：西南师范大学出版社，2017.12
ISBN 978-7-5621-9132-2

Ⅰ. ①尝… Ⅱ. ①张… Ⅲ. ①高血压－食物疗法
Ⅳ. ①R247.1

中国版本图书馆CIP数据核字(2017)第322482号

尝试30天改变您的饮食和血压——手把手教您做降血压饮食

张 勇 ◎ 主 编

责任编辑 ┃ 曾　文
装帧设计 ┃ 闽江文化
排　　版 ┃ 重庆大雅数码印刷有限公司·黄金红
出版发行 ┃ 西南师范大学出版社
网　　址 ┃ www.xscbs.com
地　　址 ┃ 重庆市北碚区天生路2号
邮　　编 ┃ 400715
电　　话 ┃ 023-68868624
经　　销 ┃ 全国新华书店
印　　刷 ┃ 重庆友源印务有限公司
幅面尺寸 ┃ 158mm×228mm
印　　张 ┃ 16
字　　数 ┃ 238千字
版　　次 ┃ 2018年7月 第1版
印　　次 ┃ 2018年7月 第1次印刷
书　　号 ┃ ISBN 978-7-5621-9132-2
定　　价 ┃ 39.80元

前 言

目前，高血压是一种常见的慢性疾病，危害极大。据调查，2012年我国 18 岁以上成人高血压的总体患病率为 25.2%。在 45 ～ 59 岁之间的人群中，高血压的患病率高达 35.7%；60 岁以上的老年人中，高血压的患病率高达 58.9%。[①] 世界卫生组织（WHO）同样认为高血压将成为全球未来几十年最大的公共健康问题之一。

各个国家的高血压防治指南一致强调饮食的重要性。20 世纪 90 年代，美国几个著名的医学中心联合开展了大规模的人群研究，证实了饮食中"多水果蔬菜和全谷物，少饱和油脂、盐和肥肉，适量的精瘦肉、低脂牛奶、坚果和健康的油脂"具有等同于药物的降压效果，并能在 14 天左右开始见效。该研究被认为是营养学领域的一个非常重要的成果，以该研究名字命名的降血压膳食（Dietary Approaches to Stop Hypertension，以下简称 DASH）也因此被美国国立卫生研究院推荐，并写进美国 2010 年的膳食指南。全美医疗机构，包括最有名的梅奥医学中心均在应用 DASH 饮食帮助病人控制血压。2017 年，DASH 膳食连续第 7 次被美国新闻和世界报道（U. S. News and World Report）评选为最佳健康饮食。

但在 DASH 膳食的推广和应用上，我们做得还远远不够。虽然我们也在强调饮食对血压的重要影响，但在我国高血压病防治指南、膳食指南、各种专业书籍以及各种场合（医院、社区）的高血压防控健康宣教材料中通常只是传达一些膳食原则，即应该做什么，不应该做什么。

---

① 国家卫生计生委疾病控制局.中国居民营养与慢性病状况报告（2015 年）［M］.北京：人民卫生出版社，2015.

另外，大多数专业人员虽懂一些健康饮食的理论，但缺乏实际操作的经验，也只能纸上谈兵。市面上的高血压饮食图书虽多，但多数是提供未经验证的食品或者菜品，不是一个包括主食、副食、零食和饮料等的整体饮食解决方案。这些支离破碎的信息不但不能很好指导高血压病人的饮食，反而使得人们显得有些无所适从。正是因为人们对饮食健康的迫切需求无法满足，导致了以"排毒之父"林光常和"把吃出来的病吃回去的"张悟本为首的打着各种噱头的饮食伪专家大行其道，贻害不浅。

基于目前高血压饮食控制工作中存在的问题和迫切需求，我们组织了来自餐饮机构、医疗机构和高校里关于疾病、烹饪、营养和饮食方面的专业人员，遵循前述降血压膳食的原理和要求，实地制作并试吃了30天降压餐，该书就是我们这30天工作内容的呈现。

该书详细记录了30天90餐全部食物准备制作过程，以及食物选择和烹调中的可能替代方案，并提供每餐食物的营养分析和试吃体验等，供大家参考。为了方便应用，每餐饮食的介绍体例一致，自成一体，图文并茂。

但这本书并不是美食图书，我们更多地把它看成是降血压食谱范例的实物模型，因此在做法上做了一些简化。尽管我们做了最大努力，但食物选择和制作还会受参与人员个人生活习惯和口味的影响，加之烹调技术有限，食物色香味上必然存在很多的不足。不过我们相信，在此书中降血压饮食模型基础上，结合读者自己的生活经验、口味和厨艺，一定会有更好的饮食体验。

该书可以作为高血压病人饮食调整的参考书籍，用于指导家庭和健康机构制备食物，也可以用于指导外出就餐时点菜。我们期望通过30天的训练，能帮助营养师、健康管理师、医生、病人和健康饮食爱好者掌握降血压饮食的基本要求、基本框架，熟悉食物的基本特性，知晓一些实用的食物选择和制作的技巧，并能读懂食物标签。在此基础上，进一步做到因地制宜，自由发挥，满足人们对健康饮食的个性化需求，同时享受饮食带给生活的乐趣。

另外，高血压和其他慢性病有着共同的病因，即营养过剩。因此，降血压饮食除了可以帮助控制血压，它本身也是一种健康饮食，对体重过重和肥胖、糖尿病、高血脂等健康问题也有改善作用，也能减少心脏病和中风的发作风险。即使是健康人，也能从中获得莫大的健康益处，减少疾病发生的风险。

本书得到了重庆市科学传播及普及项目（cstc2017kp-ysczA0019）、重庆市体育局科研项目（B201508）、重庆西南师范大学出版社有限公司及重庆聚悦健康管理有限公司的支持或资助，这有力地保障了饮食制作、图书编写和出版工作。

本书由重庆医科大学张勇担任主编，西南大学周仁慧、重庆医科大学赵勇担任副主编。另外，重庆医科大学附属第二医院梅英、苏立，重庆医科大学梁禾，重庆健多食广健康管理有限公司邬鸣、黄伟，四川省人民医院李婷欣参与了本书的编写工作。由于这是我们第一次做这样的尝试，没有经验，遇到了很多的问题和困难。在降血压饮食的制作过程中，我的家人给予我慷慨的理解和大力的支持；我的研究生李杰、任庭苇、何也承担了 30 天饮食制作中的大量事务性工作；一些健康机构、餐饮机构（如重庆聚悦健康管理有限公司、重庆新途、重庆食味养厨苑等）负责人也前来参观指导；一些热心朋友、同事，其他研究生同学也抽空过来贡献他们的厨艺，或对食物选择、制作、摆盘及拍摄，以及为后期图书撰写等方面提供了诸多有益的建议。在此，一并感谢他们。

今年是降血压饮食的降压效果评估研究发表第 20 个年头，此书也算是该饮食科学里程碑上一颗小小的沙粒吧。但受限于项目组的知识和经验水平，加之成书仓促，书中不足之处，还望读者不吝批评指正。

2017 年 12 月

致读者

　　或许您一直都是在按自己的喜好和习惯安排饮食，不认为它有什么问题，也从来没有考虑过去改变它；又或许您知道自己的饮食有些问题，也尝试过去改变，但发现改变并不那么容易。

　　无论您是哪种情况，如果您关心自己和家人现在以及未来的健康，那么我们可以尝试一些新的东西，试图在饮食上做一些改变。

　　美国导演兼制片人摩根·史柏路克（Morgan Spurlock）曾制作过一档名叫"30天"（30 Days）的真人秀系列电视节目，他本人和一些志愿者会尝试用30天去体验一种与自己已有的人生经历完全不搭界的生活。他发现30天这样的生活体验可以颠覆人们一些固有的认知，更好地理解一些从未涉足的领域，并获得足够的经验和感受去形成一个好习惯或者改掉一个坏习惯。

　　花30天去体验另外一种新的膳食，多了一些额外的要求和限制，也可能会有些陌生感，会带来一些不适应、不习惯，进而形成一种挑战。但如果一个人真的愿意为自己的健康做些什么，那么实实在在地去体验30天或许是一个好的开端。在30天的体验期里，您或许会重新认识自己的饮食和健康，体验从未有过的感受和乐趣，更有自信去把握自己的饮食和健康。或者30天之后，您会发现原来自己可以更加健康，而且做些改变其实并没有想象中的那么难。

健康饮食也并非铁板一块，而是由很多小的方面组成，我们不需要一下子就达到全部的要求。其实，我们可以慢慢地一步一步来，先做一些小的改变，比如逐步减少甜食，留心高盐的食物，选择合适的肉类，改变已经习惯的烹调方法，等等。当您取得了某些小的进步，您就会发现自己根本停不下来。慢慢地，小改变积累成巨变，您会发现自己更容易接受和依从一种健康的饮食和生活方式，并在健康之路上徜徉。

本书所推荐的降血压饮食本身也是健康饮食的一种，不但适合高血压患者，也适合健康人和其他有营养问题的人。按照这本书中的推荐食谱，尝试用30天时间去体验每一餐降血压饮食，逐步形成对食物新的认识和习惯，或许就会给您带来意想不到的惊喜！您值得一试！

目录

食谱使用说明

1. 食谱中食物的量只是一个建议量，适合日行一万步的中年男性，女性和老人可以适当减量。食量可以根据饱腹感来调整，吃八分饱左右即可。每餐营养摄入可以查阅营养成分表，并与营养参考摄入量（附录八）做比较。

2. 食谱均按 1 人份设计。如果不是按 1 人份准备食物，可以选择分餐制，即把 1 个人要吃的食物单独分出来，这样可以方便掌握进食量。在外就餐时也可以这样做。食物份量也可以参考附录三、四、五。

3. 同类食物的不同品种可以互换。健康饮食没有绝对禁止和必需的食物，但尽量选择新鲜食材和未添加油、盐的食材，其他食材如加工食品、腌腊制品、甜品等则须尽量避免。食物分类与互换表可以参看附录五，食物价格可参考附录三。

4. 尽量每餐做到符合要求。如有困难，也可以逐步提升执行降血压饮食的频次。偶尔一餐两餐没有完全做到也不是大问题，还可以试图在下一餐次加以调整，使得各类食物在一天或者更长的时间内达到平衡。

5. 准备简易食物秤和食物量具。称量食物的目的不是要精确地控制食物摄入量，而是要对进食量做到心中有数。等熟悉了食物的质量后，也就不需要经常称量了。

6. 可以调整和选择适合自己的烹调方法。但尽量选择少油、少盐的烹调方法，如生吃、拌、蘸、蒸、煮和烤等方法。建议购置烤箱，这样在食物加工上可以多一种选择。

7. 进食顺序上，可以优先吃掉蔬菜。另外，进食速度不宜过快，要细嚼慢咽。如果仍觉饱腹感不明显，可以优先增加主食的量。如果餐后饥饿感明显，可以选择加餐。

8. 每餐食谱完全独立，主要是给大家提供更多选择，不一定按固定顺序执行。每餐食物的营养特点，可以查阅附录六。

9. 在体验 30 天的降血压饮食时，建议尽量做好记录，最好是食物拍照，方便自己和健康管理人员了解饮食的执行情况。降血压效果可以参考附录七。

10. 最后，也是最重要的，即通过体验降血压饮食一段时间，最终能养成一个良好的饮食习惯，长期坚持。

另外，本书的附录还提供了一些降血压饮食相关的资料和信息，方便读者查阅和参考。

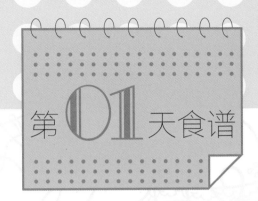

第01天食谱

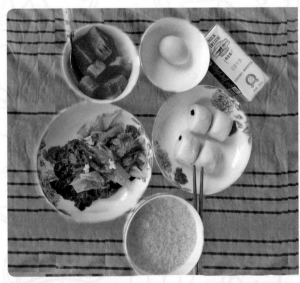

含量水平

能量：★★★★

脂肪：★★★★

钠：★★★★

膳食纤维：★★★

胆固醇：★★★★★

食物名称	质量 （克）	能量 （千卡）	蛋白质 （克）	脂肪 （克）	碳水化合物 （克）	钠 （毫克）	膳食纤维 （克）	胆固醇 （毫克）
馒头	80	177	5.6	0.9	37.6	132.1	1.0	0.0
玉米片	50	195	3.6	1.9	41.2	0.9	2.5	0.0
生菜	150	18	1.8	0.4	2.8	46.2	1.0	0.0
西瓜	150	21	0.5	0.1	4.9	2.7	0.3	0.0
低脂牛奶	250	112	8.5	3.3	12.5	167.5	0.0	12.5
鸡蛋	50	63	5.9	3.9	1.2	57.9	0.0	264.0
烹调油	5	45	0.0	5.0	0.0	0.0	0.0	0.0
盐	1	0	0.0	0.0	0.0	393.1	0.0	0.0

注：因质量、能量与其他营养素的测量精度不同，故表中相应数值的精确度表示并不相同，全书类似表格均做此处理，特此说明。

营养成分表			
项目	一餐		占参考摄入量
能量	631	千卡	32%
蛋白质	25.9	克	43%
脂肪	15.5	克	26%
碳水化合物	100.2	克	33%
钠	800.4	毫克	40%
膳食纤维	4.8	克	19%
胆固醇	276.5	毫克	92%

第一天早餐食谱解读

　　早餐主食的总量相当于 100 克米面（80 克馒头相当于 50 克米面，50 克玉米片相当于同等质量的米面）[①]，蔬菜 150 克，水果 150 克，蛋白质食物 50 克，低脂牛奶 1 盒（250 毫升）。该餐有充足能量，约 631 千卡，含丰富的蛋白质，并很好地控制了脂肪，但膳食纤维偏低，对胆固醇和钠盐还可以进一步加以控制。

食物准备

1. 馒头为市售成品；玉米片（速食）按 1：5 的比例加水，即 50 克玉米片加入 250 毫升水，总体积约大半汤碗。然后用微波炉高温加热 1 分半钟（90 秒）。

2. 生菜洗净，撕成块，焯水 1~2 分钟，捞出，加葱、姜、蒜、辣椒末少许[②]，淋烹调油（如香油、花椒油、辣椒油等）5 毫升，加盐 1 克或酱油 5 毫升调味。

3. 西瓜去皮切块，约大半碗。

4. 鸡蛋带壳用水煮 5 分钟。

5. 取市售低脂牛奶 1 盒。

---

① 同类食物的不同品种间互换，相关含量为经验换算，并不存在线性关系。

② 本书中提及的"少许""少量"即不考虑其质量和营养素的含量。

食材和烹调方法的可选项

1. 玉米片可以加少量糖，或者用牛奶煮制，口感更好。

2. 蔬菜可以不加油、盐等调味料，吃原味。

3. 鸡蛋可以用肉或者豆制品代替，以减少胆固醇的摄入。

4. 牛奶、水果可以放在餐后的加餐中。

试吃体验

玉米片谷香浓郁，味淡；凉拌生菜口感清脆。整餐饱腹感明显。

难度指数：★

口感指数：★★★★

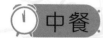 中餐

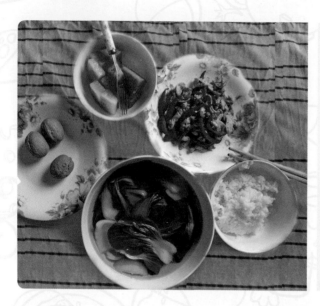

含量水平

能量：★★★★

脂肪：★★★★★

钠：★★★

膳食纤维：★★★

胆固醇：★★★

食物名称	质量 （克）	能量 （千卡）	蛋白质 （克）	脂肪 （克）	碳水化合物 （克）	钠 （毫克）	膳食纤维 （克）	胆固醇 （毫克）
大米	60	208	4.4	0.5	46.7	2.3	0.4	0.0
甜椒	50	9	0.4	0.1	2.2	1.4	0.6	0.0
小白菜	110	13	1.3	0.3	2.4	65.5	1.0	0.0
西瓜	150	21	0.5	0.1	4.9	2.7	0.3	0.0
核桃	30	81	1.9	7.6	2.5	0.8	1.2	0.0
鸡胸肉	90	120	17.5	4.5	2.3	31.0	0.0	73.8
烹调油	10	90	0.0	10.0	0.0	0.0	0.0	0.0
盐	1	0	0.0	0.0	0.0	393.1	0.0	0.0

营养成分表			
项目	一餐		占参考摄入量
能量	542	千卡	27%
蛋白质	26.0	克	43%
脂肪	23.1	克	38%
碳水化合物	61.0	克	20%
钠	496.8	毫克	25%
膳食纤维	3.5	克	14%
胆固醇	73.8	毫克	25%

第一天中餐食谱解读

中餐主食的总量相当于 60 克米面，蔬菜 160 克，水果 150 克，蛋白质食物 90 克，坚果 1 把（约 30 克）。该餐有充足能量，约 542 千卡，含丰富的蛋白质，并很好地控制了钠盐和胆固醇，但膳食纤维含量偏低。

食物准备

1.60 克大米按 1 :（2 ~ 3）的比例加约 200 毫升水，然后用电饭煲烹熟（也可以用蒸锅蒸熟）。

2.小白菜洗净，放入烧开的水中继续煮 3 ~ 5 分钟，直接起锅。

3.西瓜去皮切块，约大半碗。

4.鸡胸肉切丝，甜椒切丝备用。锅热后放烹调油（如菜籽油）10 毫升，下肉丝炒至血色消失，肉泛白变干，起锅或者置于锅边备用；调小火力，下甜椒，炒至断生，混入肉丝，加盐 1 克，撒葱、姜、蒜末少许，混匀后出锅。

5.取 3 个核桃装盘。

 食材和烹调方法的可选项

1.主食可以用薯类和粗杂粮替换，以增加膳食纤维摄入。

2.鸡胸肉可以用其他肉等量替代。

3.烹调时，盐在起锅前放入，这样咸味更明显。

4.坚果、水果可以放在餐后的加餐中。

试吃体验

清水煮蔬菜清香可口，甜椒微甜爽口，鸡胸肉味美适口。整餐饱腹感明显。

难度指数：★★

口感指数：★★★

尝试 *30* 天改变您的饮食和血压

 晚餐

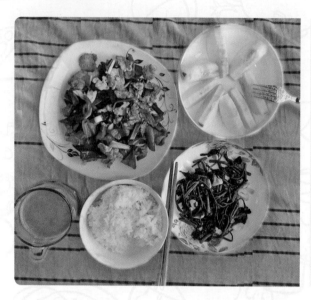

含量水平

能量：★★★★

脂肪：★★★★

钠：★★★★

膳食纤维：★★★

胆固醇：★★★

食物名称	质量 （克）	能量 （千卡）	蛋白质 （克）	脂肪 （克）	碳水化合物 （克）	钠 （毫克）	膳食纤维 （克）	胆固醇 （毫克）
大米	70	242	5.2	0.6	54.5	2.7	0.5	0.0
番茄	100	18	0.9	0.2	3.9	4.8	0.5	0.0
甜椒	110	20	0.9	0.2	4.9	3.0	1.3	0.0
红薯叶	60	35	2.9	0.4	5.4	25.0	0.6	0.0
苹果	220	87	0.3	0.3	22.6	2.7	2.0	0.0
猪肉（里脊）	120	186	24.2	9.5	0.8	51.8	0.0	66.0
烹调油	10	90	0.0	10.0	0.0	0.0	0.0	0.0
盐	2	0	0.0	0.0	0.0	786.2	0.0	0.0

营养成分表		
项目	一餐	占参考摄入量
能量	678	千卡	34%
蛋白质	34.4	克	57%
脂肪	21.2	克	35%
碳水化合物	92.1	克	31%
钠	876.2	毫克	44%
膳食纤维	4.9	克	19%
胆固醇	66.0	毫克	22%

第一天晚餐食谱解读

晚餐主食的总量相当于 70 克米面；蔬菜 270 克，水果 150 克，蛋白质食物 120 克。该餐有充足能量，约 678 千卡，含丰富的蛋白质，并很好地控制了胆固醇，但膳食纤维含量偏低，对脂肪和钠盐还可以进一步加以控制。

食物准备

1. 70 克大米按 1 :（2 ～ 3）的比例加约 200 毫升水，然后用电饭煲烹熟（也可以用蒸锅蒸熟）。

2. 红薯叶（红苕尖）洗净备用，加热炒锅至 100 摄氏度以上，放入烹调油（如菜籽油）3 毫升，再放入红薯叶，翻炒至断生，加入盐 1 克和葱、姜、蒜末少许调味，起锅。

3. 番茄洗净，去皮，加冷开水 100 毫升，用榨汁机榨出西红柿汁。苹果洗净去皮切块。

4. 猪肉（里脊）切片，甜椒切片备用。锅热后放烹调油（如菜籽油）7 毫升，下肉丝炒至血色消失，肉泛白变干，置肉丝于锅边（或者起锅）；调小火力，下甜椒，炒至断生，混入肉丝，加盐 1 克和葱、姜、蒜末少许，混匀后出锅。

食材和烹调方法的可选项

1. 主食可以用粗杂粮和薯类替换，改变口味和增加膳食纤维。

2. 猪肉可以用其他肉和豆制品替代。

3. 起锅前放盐可以减少盐的用量。

4. 水果可以放在餐后的加餐中。

试吃体验

炒肉干香爽口；清炒苕尖蒜香绵绵；番茄汁滋味芬芳，微酸开胃。

难度指数：★ ★ ★

口感指数：★ ★ ★ ★

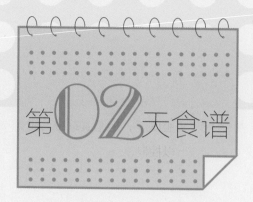

第02天食谱

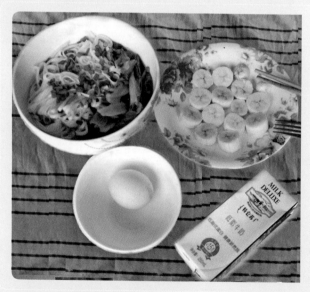

含量水平

能量：★★★★
脂肪：★★★
钠：★★★★
膳食纤维：★★★
胆固醇：★★★★★

食物名称	质量（克）	能量（千卡）	蛋白质（克）	脂肪（克）	碳水化合物（克）	钠（毫克）	膳食纤维（克）	胆固醇（毫克）
挂面	70	242	7.2	0.4	52.9	129.1	0.5	0.0
生菜	180	22	2.0	0.6	3.1	116.6	0.9	0.0
香蕉	170	91	1.4	0.2	22.1	0.8	1.2	0.0
低脂牛奶	250	112	8.5	3.3	12.5	167.5	0.0	12.5
鸡蛋	50	63	5.9	3.9	1.2	57.9	0.0	264.0
烹调油	5	45	0.0	5.0	0.0	0.0	0.0	0.0
盐	1	0	0.0	0.0	0.0	393.1	0.0	0.0

营养成分表			
项目	一餐		占参考摄入量
能量	575	千卡	29%
蛋白质	25.0	克	42%
脂肪	13.4	克	22%
碳水化合物	91.8	克	31%
钠	865.0	毫克	43%
膳食纤维	2.6	克	10%
胆固醇	276.5	毫克	92%

第二天早餐食谱解读

早餐主食的总量相当于 70 克米面；蔬菜 180 克，水果 170 克，蛋白质食物 50 克，低脂牛奶 1 盒（250 毫升）。该餐有充足能量，约 575 千卡，含丰富的蛋白质，并很好地控制了脂肪，但膳食纤维含量偏低，对胆固醇和钠盐还可以进一步加以控制。

食物准备

1. 香蕉去皮切块，约大半碗。

2. 生菜洗净掰成节，置汤锅于火上，加水 500 毫升，水开后，煮生菜 3～5 分钟，捞出到大汤碗里；再下入干面条煮 5 分钟后，捞出到碗里；葱段用烹调油（如菜籽油）5 毫升爆香，加入蒜片、花椒和辣椒炒出香味后，拌入面条，再加盐 1 克或酱油 5 毫升调味。

3. 鸡蛋带壳用水煮 5 分钟。

4. 取市售低脂牛奶 1 盒。

食材和烹调方法的可选项

1. 挂面中含盐，可以用薯类部分代替，减少盐的摄入量。

2. 选用高纤维的蔬菜、水果，增加膳食纤维。

3. 鸡蛋可用肉或者豆制品代替，以减少胆固醇的摄入。

4. 水果可以放在餐后的加餐中。

试吃体验

　　蔬菜、面条滋味丰富、开胃，白水蛋清香适口，香蕉香甜芬芳。整餐饱腹感明显。

难度指数：★

口感指数：★★★

🕐 中餐

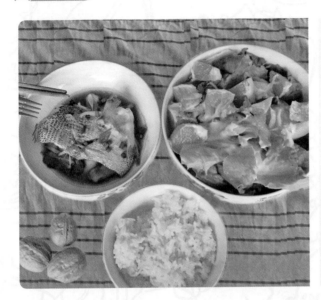

含量水平

能量：★★★★

脂肪：★★★★★

钠：★★★★

膳食纤维：★★★

胆固醇：★★★

食物名称	质量（克）	能量（千卡）	蛋白质（克）	脂肪（克）	碳水化合物（克）	钠（毫克）	膳食纤维（克）	胆固醇（毫克）
大米	70	242	5.2	0.6	54.5	2.7	0.5	0.0
生菜	180	22	2.2	0.5	3.4	55.5	1.2	0.0
橙子	130	45	0.8	0.2	10.7	1.2	0.6	0.0
核桃	30	81	1.9	7.6	2.5	0.8	1.2	0.0
酸奶	160	115	4.0	4.3	14.9	63.7	0.0	24.0
鲈鱼	110	67	11.9	2.2	0.0	91.9	0.0	54.9
烹调油	5	45	0.0	5.0	0.0	0.0	0.0	0.0
盐	1	0	0.0	0.0	0.0	393.1	0.0	0.0

营养成分表			
项目	一餐		占参考摄入量
能量	617	千卡	31%
蛋白质	26.0	克	43%
脂肪	20.4	克	34%
碳水化合物	86.0	克	29%
钠	608.9	毫克	30%
膳食纤维	3.5	克	14%
胆固醇	78.9	毫克	26%

第二天中餐食谱解读

> 中餐主食的总量相当于 70 克米面；蔬菜 180 克，水果 130 克，蛋白质食物 110 克，坚果 1 把（约 30 克）。该餐有充足能量，约 617 千卡，含丰富的蛋白质，并很好地控制了钠盐和胆固醇，但膳食纤维含量偏低。

食物准备

1. 70 克大米按 1 :（2～3）的比例加约 200 毫升水，然后用电饭煲烹熟（也可以用蒸锅蒸熟）。

2. 生菜洗净，掰成片。橙子去皮，切块，和生菜放一起，倒入酸奶替代沙拉酱，拌匀。

3. 鲈鱼洗净，用少量的料酒、葱丝和姜片入味，蒸 10 分钟出锅，淋烹调油（如香油）5 毫升，加盐 1 克或酱油 5 毫升，加入葱叶、蒜末少许调味。

4. 取 3 个核桃。

 食材和烹调方法的可选项

1. 主食可以用粗杂粮和薯类部分替换，以丰富口味。
2. 若不习惯生吃，可以把生菜焯水后凉拌。
3. 如果喜食辣味，蒸鱼时可以再加一些新鲜辣椒末。
4. 坚果可以放在餐后的加餐中。

试吃体验

> 清蒸鲈鱼肉质细嫩，爽滑鲜美；水果、蔬菜沙拉味道酸甜，可口开胃。
>
> 难度指数：★ ★
>
> 口感指数：★ ★ ★

晚餐 ·
· ·

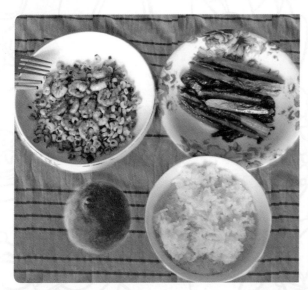

含量水平

能量：★ ★ ★ ★

脂肪：★ ★ ★

钠：★ ★ ★ ★

膳食纤维：★ ★ ★

胆固醇：★ ★ ★

食物名称	质量（克）	能量（千卡）	蛋白质（克）	脂肪（克）	碳水化合物（克）	钠（毫克）	膳食纤维（克）	胆固醇（毫克）
大米	70	242	5.2	0.6	54.5	2.7	0.5	0.0
玉米粒（鲜）	70	74	2.8	0.8	16.0	0.8	2.0	0.0
莜麦菜	100	12	1.1	0.3	1.7	64.8	0.5	0.0
桃子	200	83	1.5	0.2	21.0	9.8	2.2	0.0
虾仁	60	36	6.6	0.5	1.4	61.9	0.0	65.2
烹调油	10	90	0.0	10.0	0.0	0.0	0.0	0.0
盐	2	0	0.0	0.0	0.0	786.2	0.0	0.0

营养成分表			
项目	一餐		占参考摄入量
能量	537	千卡	27%
蛋白质	17.2	克	29%
脂肪	12.4	克	21%
碳水化合物	94.6	克	32%
钠	926.2	毫克	46%
膳食纤维	5.2	克	21%
胆固醇	65.2	毫克	22%

第二天晚餐食谱解读

晚餐主食的总量相当于 90 克米面（70 克新鲜玉米粒相当于 20 克米面），蔬菜 100 克，水果 200 克，蛋白质食物 60 克。该餐有充足能量，约 537 千卡，含充足的蛋白质，并很好地控制了脂肪和胆固醇，但膳食纤维含量偏低，对钠盐还可以进一步加以控制。

食物准备

1. 70 克大米按 1 :（2～3）的比例加约 200 毫升水，然后用电饭煲烹熟（也可以用蒸锅蒸熟）。

2. 莜麦菜洗净，掰成节，焯水 1~2 分钟，捞出，加葱、姜、蒜、辣椒末少许，淋烹调油（如香油、花椒油、辣椒油等）5 毫升，加盐 1 克或酱油 5 毫升调味。

3. 桃子 1 个，洗净。

4. 虾仁洗净，青椒切丁，锅烧热至六成热后倒入虾仁，炒熟取出，倒入青椒与鲜玉米粒翻炒几下，倒入虾仁煸炒，加入盐 1 克、少量葱节出锅。

食材和烹调方法的可选项

1. 主食可以用粗杂粮和薯类部分替换，以改变口味和增加膳食纤维。

2. 蔬菜和水果可以用其他应季果蔬替换。

3. 虾可以用其他肉等量替代。

4. 水果可以放在餐后的加餐中。

试吃体验

青椒玉米炒虾仁色泽鲜亮，鲜甜爽口；清炒莜麦菜做法简单，清淡适口。

难度指数：★★

口感指数：★★★

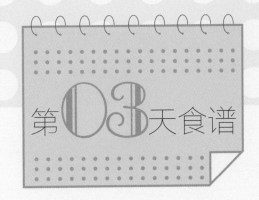

第03天食谱

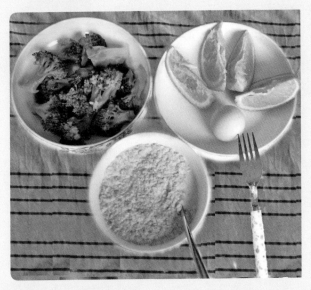

含量水平

能量：★★★★

脂肪：★★★★

钠：★★★★

膳食纤维：★★★★

胆固醇：★★★★★

食物名称	质量 （克）	能量 （千卡）	蛋白质 （克）	脂肪 （克）	碳水化合物 （克）	钠 （毫克）	膳食纤维 （克）	胆固醇 （毫克）
燕麦片	70	257	10.5	4.7	46.8	2.6	3.7	0.0
西兰花	130	36	4.4	0.6	4.6	20.3	1.7	0.0
橙子	150	52	0.9	0.2	12.3	1.3	0.7	0.0
低脂牛奶	250	112	8.5	3.3	12.5	167.5	0.0	12.5
鸡蛋	50	63	5.9	3.9	1.2	57.9	0.0	264.0
烹调油	5	45	0.0	5.0	0.0	0.0	0.0	0.0
盐	1	0	0.0	0.0	0.0	393.1	0.0	0.0

营养成分表			
项目	一餐		占参考摄入量
能量	565	千卡	28%
蛋白质	30.2	克	50%
脂肪	17.7	克	29%
碳水化合物	77.4	克	26%
钠	642.7	毫克	32%
膳食纤维	6.1	克	24%
胆固醇	276.5	毫克	92%

第三天早餐食谱解读

　　早餐主食的总量相当于70克米面（燕麦片70克相当于同等质量的米面），蔬菜130克，水果150克，蛋白质食物50克，低脂牛奶1盒（250毫升）。该餐有充足能量，约565千卡，含丰富的蛋白质，膳食纤维含量充足，并很好地控制了脂肪，对胆固醇和钠盐还可以进一步加以控制。

食物准备

　　1.燕麦片倒入碗中（约2/3碗），倒入低脂牛奶250毫升，放入微波炉高火加热1分半钟即可。

　　2.西兰花洗净，切开，煮3分钟左右，捞出，加葱、姜、蒜、辣椒末少许，淋烹调油（如香油、花椒油、辣椒油等）5毫升，加盐1克或酱油5毫升。

　　3.取橙子1个，切块。

　　4.鸡蛋带壳用水煮5分钟。

食材和烹调方法的可选项

1. 燕麦片可以用其他主食部分替代，以增加食物种类，改变口味。

2. 蔬菜和水果可以用其他应季果蔬替换。

3. 鸡蛋可以用其他肉或者豆制品代替，以减少胆固醇的摄入。

4. 不要选用太甜、太油和太咸的加工食品。

 试吃体验

　　牛奶燕麦片奶香浓郁，稠而不黏；凉拌西兰花淡淡蒜香，脆嫩可口。

难度指数：★

口感指数：★★★★★

⏰ 中餐

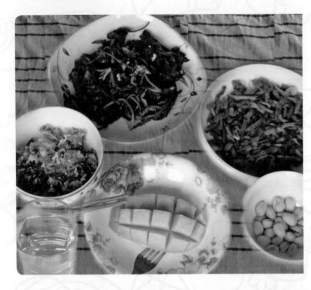

含量水平

能量：★★★★

脂肪：★★★★★

钠：★★★★

膳食纤维：★★★★★

胆固醇：★★★

食物名称	质量 （克）	能量 （千卡）	蛋白质 （克）	脂肪 （克）	碳水化合物 （克）	钠 （毫克）	膳食纤维 （克）	胆固醇 （毫克）
大米	40	138	3.0	0.3	31.2	1.5	0.3	0.0
红豆	40	124	8.1	0.2	25.4	0.9	3.1	0.0
香菜	100	25	1.5	0.3	5.0	39.3	1.0	0.0
苋菜	140	32	2.9	0.4	6.0	43.2	1.8	0.0
杧果	140	27	0.5	0.2	7.0	2.4	1.1	0.0
开心果	25	126	4.2	10.9	4.5	0.0	1.7	0.0
牛肉（瘦）	100	106	20.2	2.3	1.2	53.6	0.0	58.0
烹调油	10	90	0.0	10.0	0.0	0.0	0.0	0.0
盐	2	0	0.0	0.0	0.0	786.2	0.0	0.0

营养成分表			
项目	一餐		占参考摄入量
能量	668	千卡	33%
蛋白质	40.4	克	67%
脂肪	24.6	克	41%
碳水化合物	80.3	克	27%
钠	927.1	毫克	46%
膳食纤维	9.0	克	36%
胆固醇	58.0	毫克	19%

第三天中餐食谱解读

中餐主食的总量相当于 80 克米面（其中红豆 40 克相当于同等质量的米面），蔬菜 240 克，水果 140 克，蛋白质食物 100 克，坚果（约 25 克）。该餐有充足能量，约 668 千卡，含丰富的蛋白质，膳食纤维含量充足，并很好地控制了胆固醇，对脂肪和钠盐还可以进一步加以控制。坚果增加的是健康油脂，可以接受。

食物准备

1. 80 克大米和红豆按 1 :（2 ~ 3）的比例加约 250 毫升水，然后用电饭煲烹熟（也可以用蒸锅蒸熟）。

2. 苋菜洗净，焯水 3 分钟，捞出，根据个人口味加葱、姜、蒜、辣椒末，淋烹调油（如香油、花椒油、辣椒油等）3 毫升，加盐 1 克或酱油 5 毫升调味。

3. 杧果，划口切块。

4. 取开心果（原味）1 把。

5. 牛肉（瘦）切丝，大叶香菜洗净切段备用。锅热后放烹调油（如菜籽油）7 毫升，下肉丝炒至血色消失，肉泛白变干，置肉丝于锅边（或者起锅）；调小火力，下香菜，炒至断生，混入肉丝，加盐 1 克，撒葱、姜、蒜末少许，混匀后出锅。

6. 白水一杯。

 食材和烹调方法的可选项

1. 红豆最好提前泡制和煮制，这样更容易煮烂，口感更好。

2. 香菜茎纤维粗，不适合消化系统不好的人。

3. 牛肉可以鸡、鸭、鱼肉或者豆制品代替。

4. 水果和坚果可以放在餐后的加餐中。

 试吃体验

红豆饭豆香扑鼻，香菜牛肉丝干香爽口，蒜拌苋菜清香可口。

难度指数：★ ★ ★

口感指数：★ ★ ★ ★

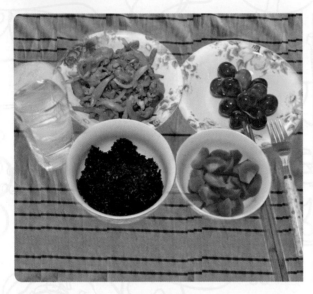

含量水平

能量：★★★★
脂肪：★★★★
钠：★★★★
膳食纤维：★★★
胆固醇：★★★

食物名称	质量（克）	能量（千卡）	蛋白质（克）	脂肪（克）	碳水化合物（克）	钠（毫克）	膳食纤维（克）	胆固醇（毫克）
大米	40	138	3.0	0.3	31.2	1.5	0.3	0.0
黑米	40	133	3.8	1.0	28.9	2.8	1.6	0.0
胡萝卜	100	42	1.4	0.2	9.9	24.3	1.3	0.0
洋葱	100	35	1.0	0.2	8.1	4.0	0.8	0.0
葡萄	130	48	0.6	0.2	11.5	1.5	0.4	0.0
猪肉（瘦）	110	157	22.3	6.8	1.6	63.3	0.0	89.1
烹调油	10	90	0.0	10.0	0.0	0.0	0.0	0.0
盐	2	0	0.0	0.0	0.0	786.2	0.0	0.0

营养成分表		
项目	一餐	占参考摄入量
能量	643　千卡	32%
蛋白质	32.1　克	53%
脂肪	18.7　克	31%
碳水化合物	91.2　克	30%
钠	883.6　毫克	44%
膳食纤维	4.4　克	17%
胆固醇	89.1　毫克	30%

晚餐主食的总量相当于 80 克米面（黑米 40 克相当于同等质量的米面），蔬菜 200 克，水果 130 克，蛋白质食物 110 克。该餐有充足能量，约 643 千卡，含丰富的蛋白质，并很好地控制了脂肪和胆固醇，但膳食纤维含量偏低，对钠盐还可以进一步加以控制。

食物准备

1. 80 克大米和黑米按 1 :（2 ~ 3）的比例加约 250 毫升水，然后用电饭煲烹熟（也可以用蒸锅蒸熟）。

2. 胡萝卜洗净，切成块，焯水 5 ~ 10 分钟，捞出装盘。

3. 葡萄洗净，装盘。

4. 瘦猪肉洗净切丝备用，洋葱洗净切丝。锅热后放烹调油（如菜籽油）10 毫升，下肉丝炒至血色消失，肉泛白变干，起锅或者置于锅边备用；调小火力，下洋葱，炒至断生，混入肉丝，加盐约 2 克，撒葱、姜、蒜末少许，混匀后出锅。

5. 白水一杯。

食材和烹调方法的可选项

1. 黑米比例可以稍微少一些，这样饭的颜色会浅一些，或者换用红米。

2. 清水煮蔬菜，可以使用少量油盐来调味。

3. 猪肉可以用鸡、鸭、鱼肉等量替代，或者选用豆制品。

4. 用不含盐的辛香料（如葱、姜、蒜、辣椒等）提味，可减少用盐量。

试吃体验

黑米饭有特殊香味，洋葱肉丝滋味丰富，水煮胡萝卜清香扑鼻。整餐香甜可口。

难度指数：★★

口感指数：★★★

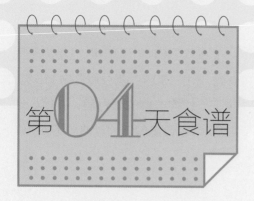

第04天食谱

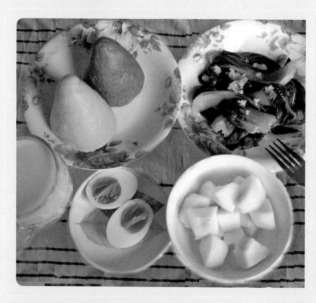

含量水平

能量：★★★
脂肪：★★★
钠：★★★★
膳食纤维：★★★★
胆固醇：★★★★★

食物名称	质量 （克）	能量 （千卡）	蛋白质 （克）	脂肪 （克）	碳水化合物 （克）	钠 （毫克）	膳食纤维 （克）	胆固醇 （毫克）
杂粮馒头	100	205	4.9	2.0	45.1	1.4	3.4	0.0
小白菜	150	18	1.8	0.4	3.3	89.3	1.3	0.0
苹果	130	51	0.2	0.2	13.3	1.6	1.2	0.0
低脂牛奶	250	112	8.5	3.3	12.5	167.5	0.0	12.5
鸡蛋	50	63	5.9	3.9	1.2	57.9	0.0	264.0
烹调油	5	45	0.0	5.0	0.0	0.0	0.0	0.0
盐	1	0	0.0	0.0	0.0	393.1	0.0	0.0

营养成分表			
项目	一餐		占参考摄入量
能量	494	千卡	25%
蛋白质	21.3	克	35%
脂肪	14.8	克	24%
碳水化合物	75.4	克	25%
钠	710.8	毫克	36%
膳食纤维	5.9	克	24%
胆固醇	276.5	毫克	92%

第四天早餐食谱解读

早餐主食的总量相当于 60 克米面（100 克馒头相当于 60 克米面），蔬菜 150 克，水果 130 克，蛋白质食物 50 克，低脂牛奶 1 盒（250 毫升）。该餐有充足能量，约 494 千卡，含丰富的蛋白质，并很好地控制了脂肪，膳食纤维含量相对充足，对胆固醇和钠盐还可以进一步加以控制。

食物准备

1. 杂粮馒头为市售成品。

2. 小白菜洗净，撕成块，焯水 1～2 分钟，捞出，加葱、姜、蒜、辣椒末少许，淋烹调油（如香油、花椒油、辣椒油等）5 毫升，加盐 1 克或酱油 5 毫升调味。

3. 苹果去皮，切块。

4. 鸡蛋用水煮 5 分钟，去壳，切块。

5. 取市售低脂牛奶 1 盒。

食材和烹调方法的可选项

1. 蔬菜和水果可以用其他应季果蔬替换，或者选用高膳食纤维品种。

2. 鸡蛋可以用其他肉或者豆制品代替，以减少胆固醇的摄入。

3. 水果可以安排在上午的加餐中。

试吃体验

　　杂粮馒头微甜适口；凉拌小白菜香气浓郁，清淡爽口。

难度指数：★

口感指数：★ ★ ★ ★

中餐

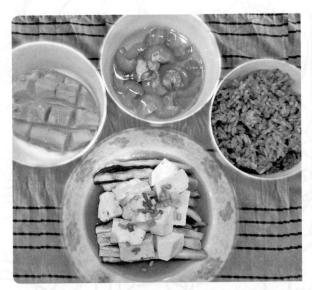

含量水平

能量：★★★★

脂肪：★★★★

钠：★★★★

膳食纤维：★★★

胆固醇：★★★

食物名称	质量 （克）	能量 （千卡）	蛋白质 （克）	脂肪 （克）	碳水化合物 （克）	钠 （毫克）	膳食纤维 （克）	胆固醇 （毫克）
大米	60	208	4.4	0.5	46.7	2.3	0.4	0.0
黑米	10	33	0.9	0.3	7.2	0.7	0.4	0.0
豆腐	200	114	12.4	5.0	5.2	6.2	0.4	0.0
茄子	100	20	1.0	0.2	4.6	5.0	1.2	0.0
丝瓜	100	17	0.8	0.2	3.5	2.2	0.5	0.0
杞果	80	15	0.3	0.1	4.0	1.3	0.6	0.0
烹调油	10	90	0.0	10.0	0.0	0.0	0.0	0.0
盐	2	0	0.0	0.0	0.0	786.2	0.0	0.0

营养成分表		
项目	一餐	占参考摄入量
能量	497	千卡	25%
蛋白质	19.8	克	33%
脂肪	16.3	克	27%
碳水化合物	71.2	克	24%
钠	803.9	毫克	40%
膳食纤维	3.5	克	14%
胆固醇	0.0	毫克	0%

第四天中餐食谱解读

中餐主食的总量相当于 70 克米面（黑米 10 克相当于同等质量的米面），蔬菜 200 克，水果 80 克，蛋白质食物 100 克（200 克豆腐约等于 100 克肉）。该餐有充足能量，约 497 千卡，含足量的蛋白质，并很好地控制了脂肪和胆固醇，但膳食纤维含量偏低，对钠盐还可以进一步加以控制。

食物准备

1.70 克大米和黑米按 1：（2～3）的比例加约 250 毫升水，然后用电饭煲烹熟（也可以用蒸锅蒸熟）。

2.丝瓜削皮，洗净，切片，用清水煮沸 3 分钟，然后直接起锅。

3.茄子洗净，切条，装盘，蒸 10 分钟出锅。嫩豆腐切块，氽水，捞出，置于蒸熟的茄条之上；加葱、姜、蒜、辣椒末少许，淋烹调油（如香油、花椒油、辣椒油等）10 毫升，加盐 2 克或酱油 10 毫升调味。

4.杧果，划口切块。

食材和烹调方法的可选项

1.黑米最好提前泡制和煮制，这样更容易煮烂，口感更好。

2.蔬菜和水果可以酌情增加，以增加膳食纤维。

3.豆腐可以采用其他加工方法，但注意控油、控盐。

4.酱油、盐可以互换，注意控制总用量。

试吃体验

米饭色泽适中，清香四溢；凉拌豆腐、茄子滋味丰富，鲜美开胃；丝瓜汤清爽宜人。

难度指数：★★

口感指数：★★★★★

晚餐 ······························

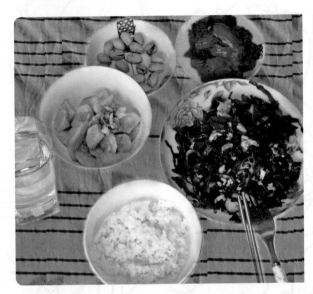

含量水平

能量：★ ★ ★ ★
脂肪：★ ★ ★ ★ ★
钠：★ ★ ★ ★
膳食纤维：★ ★ ★ ★
胆固醇：★ ★ ★

食物名称	质量 （克）	能量 （千卡）	蛋白质 （克）	脂肪 （克）	碳水化合物 （克）	钠 （毫克）	膳食纤维 （克）	胆固醇 （毫克）
大米	70	242	5.2	0.6	54.5	2.7	0.5	0.0
黄瓜	200	28	1.5	0.4	5.3	9.0	0.9	0.0
紫甘蓝	150	28	1.9	0.3	5.9	35.1	1.3	0.0
火龙果	150	53	1.1	0.2	13.8	0.0	2.1	0.0
开心果	25	126	4.2	10.9	4.5	0.0	1.7	0.0
鸡胸肉	85	113	16.5	4.3	2.1	29.2	0.0	69.7
烹调油	10	90	0.0	10.0	0.0	0.0	0.0	0.0
盐	2	0	0.0	0.0	0.0	786.2	0.0	0.0

营养成分表			
项目	一餐		占参考摄入量
能量	680	千卡	34%
蛋白质	30.4	克	51%
脂肪	26.7	克	44%
碳水化合物	86.1	克	29%
钠	862.2	毫克	43%
膳食纤维	6.5	克	26%
胆固醇	69.7	毫克	23%

第四天晚餐食谱解读

晚餐主食的总量相当于 70 克米面，蔬菜 350 克，水果 150 克，蛋白质食物 85 克，坚果 1 把（约 25 克）。该餐有充足能量，约 680 千卡，并很好地控制了胆固醇，膳食纤维相对充足，对脂肪和钠盐还可以进一步加以控制。坚果增加的是健康油脂，可以接受。

食物准备

1.60 克大米按 1 :（2 ~ 3）的比例加约 200 毫升水，然后用电饭煲烹熟（也可以用蒸锅蒸熟）。

2.黄瓜洗净，切成块，加葱、姜、蒜、辣椒末少许，淋烹调油（如香油、花椒油、辣椒油等）3 毫升，加盐少许或酱油 3 毫升调味。

3.鸡胸肉切丝，紫甘蓝切丝备用。锅热后放烹调油（如菜籽油）7 毫升，下肉丝炒至血色消失，肉泛白变干，起锅或者置于锅边备用；调小火力，下紫甘蓝，炒至断生，混入肉丝，加盐 1.5 克或酱油 7 毫升，撒葱、姜、蒜、末少许，混匀后出锅。

4.取开心果（原味）1 把。

5.白水一杯。

食材和烹调方法的可选项

1.主食可以用粗杂粮和薯类替换，以改变口味和增加膳食纤维。

2.多用其他应季果蔬，蔬菜尽量吃原味。

3.盐等调味料起锅前再放入，这样味道更佳。

4.可以选用其他原味坚果。

试吃体验

紫甘蓝炒肉滋味丰富，凉拌黄瓜香脆可口。

难度指数：★ ★

口感指数：★ ★ ★

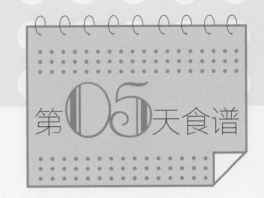

第05天食谱

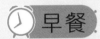

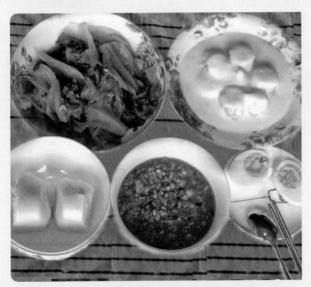

含量水平

能量：★★★★

脂肪：★★★

钠：★★★★

膳食纤维：★★★★

胆固醇：★★★★★

食物名称	质量	能量	蛋白质	脂肪	碳水化合物	钠	膳食纤维	胆固醇
	（克）	（千卡）	（克）	（克）	（克）	（毫克）	（克）	（毫克）
馒头	60	133	4.2	0.7	28.2	99.1	0.8	0.0
杂粮	40	138	3.0	0.3	31.2	1.2	1.6	0.0
生菜	150	18	1.8	0.4	2.8	46.2	1.0	0.0
香蕉	150	81	1.2	0.2	19.5	0.7	1.1	0.0
酸奶	160	115	4.0	4.3	14.9	63.7	0.0	24.0
鸡蛋	50	63	5.9	3.9	1.2	57.9	0.0	264.0
烹调油	5	45	0.0	5.0	0.0	0.0	0.0	0.0
盐	1	0	0.0	0.0	0.0	393.1	0.0	0.0

营养成分表			
项目	一餐		占参考摄入量
能量	593	千卡	30%
蛋白质	20.1	克	33%
脂肪	14.8	克	25%
碳水化合物	97.8	克	33%
钠	661.9	毫克	33%
膳食纤维	4.5	克	18%
胆固醇	288.0	毫克	96%

第五天早餐食谱解读

　　早餐主食的总量相当于 75 克米面（60 克馒头相当于 35 克米面，市售混合杂粮相当于同等质量的米面），蔬菜 150 克，水果 150 克，蛋白质食物 50 克，酸奶 1 盒（160 毫升）。该餐有充足能量，约 593 千卡，含足量的蛋白质，并很好地控制了钠盐和脂肪，膳食纤维含量相对充足，对胆固醇还可以进一步加以控制。

食物准备

1. 馒头为市售成品。

2. 40 克杂粮按 1：6 的比例加约 240 毫升水，然后用带煮粥功能的电饭煲烹熟或者用炖锅煮制。

3. 生菜洗净，撕成块，焯水 1~2 分钟，捞出，加葱、姜、蒜、辣椒末少许，淋烹调油（如香油、花椒油、辣椒油等）5 毫升，加盐 1 克或酱油 5 毫升。

4. 香蕉剥皮，切块，浇上酸奶即可。

5. 鸡蛋用水煮 5 分钟，去壳，切块。

食材和烹调方法的可选项

1. 杂粮可以根据自己喜好用各种谷物配制。

2. 馒头可以换成杂粮馒头、面包等其他品种，或者用薯类替代。

3. 鸡蛋可以用其他肉或者豆制品代替，以减少胆固醇的摄入。

4. 酸奶、水果可以放在餐后的加餐中。

试吃体验

酸奶香蕉酸爽开胃，蒜泥生菜清香可口。

难度指数：★

口感指数：★★★★

中餐

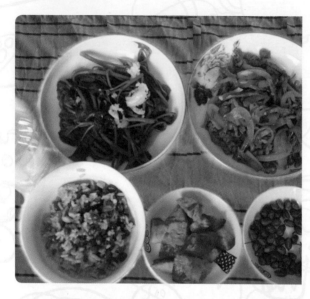

含量水平

能量：★★★★

脂肪：★★★★★

钠：★★★★

膳食纤维：★★★★

胆固醇：★★★

食物名称	质量 （克）	能量 （千卡）	蛋白质 （克）	脂肪 （克）	碳水化合物 （克）	钠 （毫克）	膳食纤维 （克）	胆固醇 （毫克）
大米	35	121	2.6	0.3	27.3	1.3	0.2	0.0
红豆	35	108	7.1	0.2	22.2	0.8	2.7	0.0
甜椒	100	18	0.8	0.2	4.4	2.7	1.1	0.0
红薯叶	115	67	5.5	0.8	10.4	47.8	1.1	0.0
桃子	110	45	0.9	0.1	11.5	5.4	1.2	0.0
花生仁	25	141	6.2	11.1	5.4	0.9	1.4	0.0
牛肉（瘦）	80	85	16.2	1.8	1.0	42.9	0.0	46.4
烹调油	10	90	0.0	10.0	0.0	0.0	0.0	0.0
盐	2	0	0.0	0.0	0.0	786.2	0.0	0.0

营养成分表			
项目	一餐		占参考摄入量
能量	675	千卡	34%
蛋白质	39.3	克	65%
脂肪	24.5	克	41%
碳水化合物	82.2	克	27%
钠	888.0	毫克	44%
膳食纤维	7.7	克	31%
胆固醇	46.4	毫克	15%

第五天中餐食谱解读

中餐主食的总量相当于 70 克米面（红小豆 35 克相当于同等质量的米面），蔬菜 215 克，水果 110 克，蛋白质食物 80 克，坚果 1 把（约 25 克）。该餐有充足能量，约 675 千卡，含丰富的蛋白质，并很好地控制了胆固醇，膳食纤维含量充足，对脂肪和钠盐还可以进一步加以控制。坚果增加的是健康油脂，可以接受。

🌸 食物准备

1. 70 克大米和红豆按 1 :（2 ~ 3）的比例加约 200 毫升水，然后用电饭煲烹熟（也可以用蒸锅蒸熟）。

2. 红薯叶（红苕尖）洗净，焯水 1~2 分钟，捞出，加葱、姜、蒜、辣椒末少许，淋烹调油（如香油、花椒油、辣椒油等）5 毫升，加盐 1 克或酱油 5 毫升调味。

3. 桃子洗净切块，约大半碗。

4. 牛肉（瘦）切丝，甜椒（黄、绿）切丝备用；锅热后放烹调油（如菜籽油）5 毫升，下肉丝炒至血色消失，肉泛白变干，起锅或者置于锅边备用；调小火力，下甜椒，炒至断生，混入肉丝，加盐 1 克，撒葱、姜、蒜末少许，混匀后出锅。

5. 取花生仁（生），微波炉 2 分钟加热使之变酥脆。

6. 白水一杯。

🍲 食材和烹调方法的可选项

1. 红豆最好提前泡制和煮制，这样更容易煮烂，口感更好。

2. 牛肉可以鸡、鸭、鱼肉或者豆制品代替。

3. 水果和坚果可以放在餐后的加餐中。

试吃体验

甜椒牛肉丝颜色丰富，肉香醇厚；红薯叶脆嫩爽口。

难度指数：★ ★

口感指数：★ ★ ★ ★

⏰ 晚餐

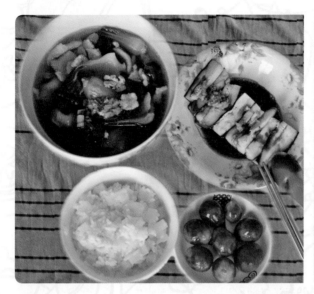

含量水平

能量：★★★★

脂肪：★★★★

钠：★★★★

膳食纤维：★★★★

胆固醇：★★★

食物名称	质量	能量	蛋白质	脂肪	碳水化合物	钠	膳食纤维	胆固醇
	（克）	（千卡）	（克）	（克）	（克）	（毫克）	（克）	（毫克）
大米	40	138	3.0	0.3	31.2	1.5	0.3	0.0
马铃薯	170	121	3.2	0.3	27.5	4.3	1.1	0.0
茄子	140	27	1.4	0.3	6.4	7.0	1.7	0.0
小白菜	170	21	2.1	0.4	3.7	101.2	1.5	0.0
葡萄	110	41	0.5	0.2	9.7	1.2	0.4	0.0
猪肉（里脊）	120	186	24.2	9.5	0.8	51.8	0.0	66.0
烹调油	10	90	0.0	10.0	0.0	0.0	0.0	0.0
盐	2	0	0.0	0.0	0.0	786.2	0.0	0.0

营养成分表			
项目	一餐		占参考摄入量
能量	624	千卡	31%
蛋白质	34.4	克	57%
脂肪	21.0	克	35%
碳水化合物	79.3	克	26%
钠	953.2	毫克	48%
膳食纤维	5.0	克	20%
胆固醇	66.0	毫克	22%

晚餐主食的总量相当于 80 克米面（170 克马铃薯相当于 40 克米面），蔬菜 310 克，水果 110 克，蛋白质食物 120 克。该餐含丰富的蛋白质，并很好地控制了脂肪和胆固醇，膳食纤维含量相对充足，对钠盐还可以进一步加以控制。

食物准备

1. 40 克大米按 1：（2～3）的比例加约 120 毫升水，再加入洗净切块的马铃薯（土豆），然后用电饭煲烹熟（也可以用蒸锅蒸熟）。

2. 茄子洗净，切条，装盘，蒸 10 分钟熟透后出锅，加葱、姜、蒜、辣椒末少许，淋烹调油（如香油、花椒油、辣椒油等）5 毫升，加盐 1 克或酱油 5 毫升调味。

3. 葡萄洗净，装盘。

4. 猪肉（里脊）洗净切片备用，小白菜洗净备用；锅中加入适量水烧开后，加入肉片，肉片变色后再加入小白菜，再煮 2～3 分钟后出锅，汤水适量，加入烹调油（如香油或者辣椒油等）5 毫升、酱油 5 毫升，再加入小葱、蒜泥等调味。

食材和烹调方法的可选项

1. 主食的量可以酌情增减。

2. 蔬菜和水果可以用其他应季果蔬替换。

3. 尽量少放盐，酱油、盐可以互换。

4. 盐等调味料起锅前放入，味道更佳。

试吃体验

马铃薯饭清香扑鼻，小白菜肉片汤滋味鲜美，凉拌茄子爽滑开胃。

难度指数：★★

口感指数：★★★★★

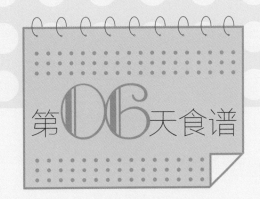

第06天食谱

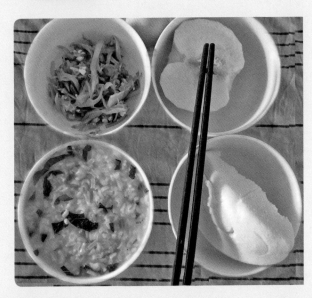

含量水平

能量：★★★

脂肪：★★★

钠：★★★

膳食纤维：★★★

胆固醇：★★★★★

食物名称	质量 （克）	能量 （千卡）	蛋白质 （克）	脂肪 （克）	碳水化合物 （克）	钠 （毫克）	膳食纤维 （克）	胆固醇 （毫克）
馒头	60	133	4.2	0.7	28.2	99.1	0.8	0.0
大米	50	173	3.7	0.4	39.0	1.9	0.3	0.0
西兰花	100	27	3.4	0.5	3.6	15.6	1.3	0.0
苹果	100	40	0.2	0.2	10.3	1.2	0.9	0.0
鸡蛋	50	63	5.9	3.9	1.2	57.9	0.0	264.0
烹调油	5	45	0.0	5.0	0.0	0.0	0.0	0.0
盐	1	0	0.0	0.0	0.0	393.1	0.0	0.0

尝试 *30* 天改变您的饮食和血压

营养成分表			
项目	一餐		占参考摄入量
能量	481	千卡	24%
蛋白质	17.4	克	29%
脂肪	10.7	克	18%
碳水化合物	82.3	克	27%
钠	568.8	毫克	28%
膳食纤维	3.3	克	13%
胆固醇	264.0	毫克	88%

第六天早餐食谱解读

　　早餐主食的总量相当于 85 克米面（60 克馒头相当于 35 克米面），蔬菜 100 克，水果 100 克，蛋白质食物 50 克。该餐有充足能量，约 481 千卡，含足量的蛋白质，并很好地控制了钠盐和脂肪，但膳食纤维含量偏低，对胆固醇还可以进一步加以控制。

食物准备

1. 馒头为市售成品。

2. 60 克大米按 1：6 的比例加约 360 毫升水，然后用带煮粥功能的电饭煲烹熟或者用炖锅煮制，煮熟后可以在起锅前加入少量的青菜叶做点缀（量少，不考虑营养价值）。

3. 西兰花洗净，撕成块，焯水 3~5 分钟，捞出，加葱、姜、蒜、辣椒末少许，淋烹调油（如香油、花椒油、辣椒油等）5 毫升，加盐 1 克或酱油 5 毫升调味。

4. 苹果去皮，切块。

5. 鸡蛋带壳用水煮 5 分钟。

食材和烹调方法的可选项

1. 用粗杂粮和薯类部分替换主食，增加膳食纤维。

2. 蔬菜和水果的量可以酌情增加，蔬菜可以不加油、盐吃原味。

3. 可用其他肉或者豆制品代替鸡蛋，以减少胆固醇的摄入。

4. 可用牛奶或者坚果加餐。

试吃体验

菜叶粥清香适口，凉拌西兰花口感脆嫩清香。

难度指数：★

口感指数：★ ★ ★

中餐

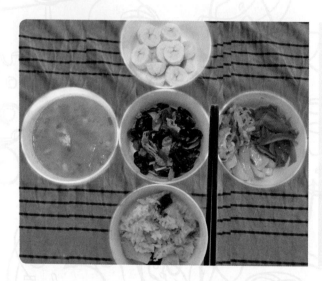

含量水平

能量：★ ★ ★ ★

脂肪：★ ★ ★ ★

钠：★ ★ ★ ★

膳食纤维：★ ★ ★ ★

胆固醇：★ ★ ★ ★ ★

食物名称	质量（克）	能量（千卡）	蛋白质（克）	脂肪（克）	碳水化合物（克）	钠（毫克）	膳食纤维（克）	胆固醇（毫克）
大米	40	138	3.0	0.3	31.2	1.5	0.3	0.0
红薯	80	71	0.8	0.1	17.8	20.5	1.2	0.0
胡萝卜	50	18	0.5	0.1	4.2	34.3	0.5	0.0
番茄	50	9	0.4	0.1	1.9	2.4	0.2	0.0
苦瓜	50	8	0.4	0.0	2.0	1.0	0.6	0.0
小白菜	50	6	0.6	0.1	1.1	29.8	0.4	0.0
木耳（泡发）	50	10	0.8	0.1	3.0	4.3	1.3	0.0
香蕉	100	54	0.8	0.1	13.0	0.5	0.7	0.0
猪肉（里脊）	50	78	10.1	4.0	0.3	21.6	0.0	27.5
鸡蛋	50	63	5.9	3.9	1.2	57.9	0.0	264.0
烹调油	10	90	0.0	10.0	0.0	0.0	0.0	0.0
盐	2	0	0.0	0.0	0.0	786.2	0.0	0.0

营养成分表			
项目	一餐		占参考摄入量
能量	545	千卡	27%
蛋白质	23.3	克	39%
脂肪	18.8	克	31%
碳水化合物	75.7	克	25%
钠	960.0	毫克	48%
膳食纤维	5.2	克	21%
胆固醇	291.5	毫克	97%

第六天中餐食谱解读

中餐主食的总量相当于 60 克米面（80 克红薯相当于 20 克米面），蔬菜 250 克，水果 100 克，蛋白质食物 50 克。该餐有充足能量，约 545 千卡，含丰富的蛋白质，并很好地控制了脂肪，膳食纤维含量相对充足，对胆固醇和钠盐还可以进一步加以控制。

食物准备

1. 40 克大米按 1 : （2 ~ 3）的比例加约 100 毫升水，再加入洗净切块的红薯（红心或紫心）80 克，然后用电饭煲烹熟。

2. 小白菜、苦瓜和胡萝卜洗净切片，焯水捞出装盘，加葱、姜、蒜、辣椒末少许，淋烹调油（如香油、花椒油、辣椒油等）3 毫升，加盐 1 克或酱油 5 毫升。

3. 香蕉去皮切块，约大半碗。

4. 猪肉（里脊）切丝备用，用温水发好的木耳 50 克（3 ~ 5 朵）滤干备用。锅热后放烹调油（如菜籽油）5 毫升，下肉丝炒至血色消失，肉泛白变干，起锅或者置于锅边备用；调小火力，下木耳，翻炒 2 分钟，混入肉丝，加盐 1 克，添葱、姜、蒜、辣椒末少许，混匀后出锅。

5. 鸡蛋打于碗中，搅拌均匀备用；半个番茄去皮切片备用。锅热后放少许烹调油（如菜籽油）2 毫升，倒入蛋液，打散鸡蛋，加 250 毫升水烧开，加入番茄，再煮 2 ~ 3 分钟后出锅，加盐少许，再加入小葱、蒜泥等调味。

食材和烹调方法的可选项

1. 木耳可以用其他菇类代替。

2. 猪肉和鸡蛋可以用其他肉或者豆制品代替，以减少胆固醇摄入。

试吃体验

　　红薯饭清香扑鼻，番茄鸡蛋汤滋味鲜美，凉拌蔬菜清爽开胃，整餐饱腹感充足。

难度指数：★ ★

口感指数：★ ★ ★ ★

晚餐 ··

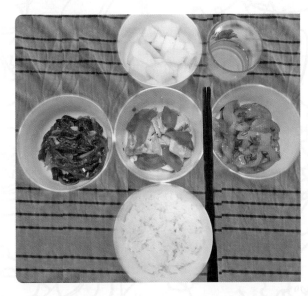

含量水平

能量：★★★★

脂肪：★★★★

钠：★★★★

膳食纤维：★★★★

胆固醇：★★★

食物名称	质量 （克）	能量 （千卡）	蛋白质 （克）	脂肪 （克）	碳水化合物 （克）	钠 （毫克）	膳食纤维 （克）	胆固醇 （毫克）
大米	60	208	4.4	0.5	46.7	2.3	0.4	0.0
凉粉	150	56	0.3	0.4	13.4	4.2	0.9	0.0
豆腐	150	147	18.3	7.2	3.0	10.9	0.8	0.0
胡萝卜	50	18	0.5	0.1	4.2	34.3	0.5	0.0
木耳菜	150	23	1.8	0.3	4.9	53.8	1.7	0.0
甜瓜	100	20	0.3	0.1	4.8	6.9	0.3	0.0
烹调油	10	90	0.0	10.0	0.0	0.0	0.0	0.0
盐	2	0	0.0	0.0	0.0	786.2	0.0	0.0

营养成分表			
项目	一餐		占参考摄入量
能量	562	千卡	28%
蛋白质	25.6	克	43%
脂肪	18.6	克	31%
碳水化合物	77.0	克	26%
钠	898.6	毫克	45%
膳食纤维	4.6	克	18%
胆固醇	0.0	毫克	0%

晚餐主食的总量相当于75克米面（150克凉粉相当于15克米面），蔬菜200克，水果100克，蛋白质食物75克（150克豆腐相当于75克肉）。该餐有充足能量，约562千卡，含足量的蛋白质，并很好地控制了脂肪和胆固醇，膳食纤维含量相对充足，对钠盐还可以进一步加以控制。

食物准备

1. 60克大米按1：（2～3）的比例加约150毫升水，然后用电饭煲烹熟（也可以用蒸锅蒸熟）。

2. 凉粉为市售，切细条后，加葱、姜、蒜、辣椒末少许，淋上烹调油（如香油、花椒油、辣椒油等）3毫升，加盐1克或酱油5毫升调味。

3. 木耳菜洗净，焯水捞出装盘，加葱、姜、蒜、辣椒末少许，淋烹调油（如香油、花椒油、辣椒油等）2毫升，加盐1克或酱油5毫升调味。

4. 豆腐切块，胡萝卜洗净切片备用。置炒锅于火上，锅热后放烹调油（如菜籽油）5毫升，油热后放入豆腐，煎黄，加水150毫升，加入胡萝卜片，煮2～3分钟后收汁，加盐少许，再加入小葱、蒜泥等调味出锅。

5. 甜瓜去皮切块，约大半碗。

6. 白水一杯。

食材和烹调方法的可选项

1. 用粗杂粮和薯类替换凉粉，以改变口味和增加膳食纤维的量。

2. 豆腐可以用其他肉代替。

3. 可用葱、姜、蒜、辣椒等来增味，以减少盐的用量。

4. 水果可以放在餐后的加餐中。

试吃体验

　　煎豆腐滋味鲜美，凉粉和木耳菜爽滑适口，整餐饱腹感充足。

难度指数：★ ★

口感指数：★ ★ ★ ★

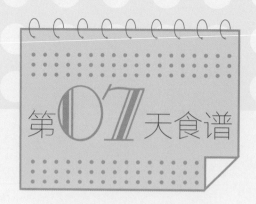

第07天食谱

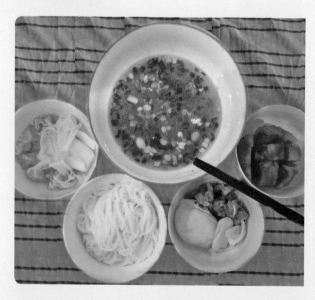

含量水平

能量：★★★★

脂肪：★★★

钠：★★★

膳食纤维：★★★

胆固醇：★★★★★

食物名称	质量（克）	能量（千卡）	蛋白质（克）	脂肪（克）	碳水化合物（克）	钠（毫克）	膳食纤维（克）	胆固醇（毫克）
米粉	80	277	6.4	0.1	62.6	4.7	0.1	0.0
番茄	150	28	1.3	0.3	5.8	7.3	0.7	0.0
大白菜	100	19	1.6	0.2	3.4	82.2	0.6	0.0
猪肉(瘦)	50	72	10.1	3.1	0.8	28.8	0.0	40.5
鸡蛋	50	63	5.9	3.9	1.2	57.9	0.0	264.0
白砂糖	10	40	0.0	0.0	10.0	0.0	0.0	0.0
烹调油	5	45	0.0	5.0	0.0	0.0	0.0	0.0
盐	1	0	0.0	0.0	0.0	393.1	0.0	0.0

营养成分表			
项目	一餐		占参考摄入量
能量	544	千卡	27%
蛋白质	25.3	克	42%
脂肪	12.6	克	21%
碳水化合物	83.8	克	28%
钠	574.0	毫克	29%
膳食纤维	1.4	克	5%
胆固醇	304.5	毫克	102%

第七天早餐食谱解读

早餐主食的总量相当于 80 克米面（80 克干米粉相当于 80 克米面），蔬菜 250 克，蛋白质食物 100 克。该餐有充足能量，约 544 千卡，含丰富的蛋白质，并很好地控制了钠盐和脂肪，但膳食纤维含量偏低，对胆固醇还可以进一步加以控制。

食物准备

1. 米粉（米线）为市售成品，用水泡发后，下沸水中煮 1～2 分钟捞出备用；猪肉切片，放入开水煮 2～3 分钟，变色煮熟后捞出备用；鸡蛋打入水中，煮熟，捞出备用；大白菜洗净，入水煮 2～3 分钟，捞出备用。上述食材混入汤碗中，并加入烹调油（如芝麻油、花椒油、辣椒油等）5 毫升，加盐 1 克或酱油 5 毫升，撒葱、姜、蒜少许调味。

2. 番茄洗净，去皮，切瓣，撒上白砂糖 10 克腌制 10 分钟。

食材和烹调方法的可选项

1. 米粉可以用面条代替,或者用薯类部分代替米粉,以丰富食物种类。

2. 糖拌番茄可以用其他果蔬代替,可以放在餐后加餐。

3. 可以餐后增加一些坚果。

试吃体验

　　米线滋味丰富,糖拌番茄酸甜可口。整餐饱腹感充足。

难度指数: ★ ★

口感指数: ★ ★ ★ ★

中餐

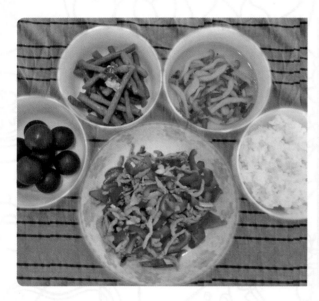

含量水平

能量：★★★★

脂肪：★★★★

钠：★★★★

膳食纤维：★★★

胆固醇：★★★

食物名称	质量 （克）	能量 （千卡）	蛋白质 （克）	脂肪 （克）	碳水化合物 （克）	钠 （毫克）	膳食纤维 （克）	胆固醇 （毫克）
大米	60	208	4.4	0.5	46.7	2.3	0.4	0.0
玉米糁	10	35	0.8	0.3	7.6	0.2	0.4	0.0
豇豆	100	28	2.8	0.3	5.7	2.1	2.2	0.0
甜椒	100	18	0.8	0.2	4.4	2.7	1.1	0.0
蘑菇	50	10	1.3	0.0	2.0	4.1	1.0	0.0
葡萄	100	37	0.4	0.2	8.9	1.1	0.3	0.0
猪肉（瘦）	100	143	20.3	6.2	1.5	57.5	0.0	81.0
烹调油	10	90	0.0	10.0	0.0	0.0	0.0	0.0
盐	2	0	0.0	0.0	0.0	786.2	0.0	0.0

营养成分表			
项目	一餐		占参考摄入量
能量	569	千卡	28%
蛋白质	30.8	克	52%
脂肪	17.7	克	29%
碳水化合物	76.8	克	26%
钠	856.2	毫克	43%
膳食纤维	5.4	克	22%
胆固醇	81.0	毫克	27%

第七天中餐食谱解读

　　中餐主食的总量相当于 70 克米面（玉米糁 10 克相当于同等质量的米面），蔬菜 250 克，水果 100 克，蛋白质食物 100 克。该餐有充足能量，约 569 千卡，含丰富的蛋白质，并很好地控制了脂肪和胆固醇，但膳食纤维含量偏低，对钠盐还可以进一步加以控制。

食物准备

　　1. 70 克大米和玉米糁按 1：（2～3）的比例加约 200 毫升水，然后用电饭煲烹熟（也可以用蒸锅蒸熟）。玉米糁最好提前泡制和煮制，这样更容易煮烂，口感更好。

　　2. 豇豆掰成节，洗净，煮沸 3～5 分钟，捞出，加葱、姜、蒜、辣椒末少许，淋烹调油（如香油、花椒油、辣椒油等）5 毫升，加盐 1 克或酱油 5 毫升调味。

　　3. 将蘑菇洗净，下锅煮 3～5 分钟，然后起锅，放盐少许，并放入葱、姜、蒜末少许调味。

　　4. 葡萄洗净，装盘。

　　5. 猪肉（瘦）切丝，甜椒切丝备用。锅热后放烹调油（如菜籽油）5 毫升，下肉丝炒至血色消失，肉泛白变干，起锅或者置于锅边备用；调小火力，下甜椒，炒至断生，混入肉丝，加盐 1 克，撒葱、姜、蒜末少许，混匀后出锅。

食材和烹调方法的可选项

1. 猪肉可以用其他肉或者豆制品代替。

2. 用不含盐的辛香料和调味料代替盐。

3. 水果可以放在餐后的加餐中。

试吃体验

杂粮饭清香扑鼻，蘑菇汤香气淡雅芬芳，豇豆清脆可口。整餐饱腹感充足。

难度指数：★ ★

口感指数：★ ★ ★

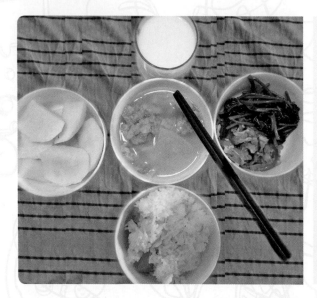

含量水平

能量：★★★★

脂肪：★★★★

钠：★★★★

膳食纤维：★★★★

胆固醇：★★★

食物名称	质量 （克）	能量 （千卡）	蛋白质 （克）	脂肪 （克）	碳水化合物 （克）	钠 （毫克）	膳食纤维 （克）	胆固醇 （毫克）
大米	60	208	4.4	0.5	46.7	2.3	0.4	0.0
红薯	40	36	0.4	0.1	8.9	10.3	0.6	0.0
冬瓜	50	4	0.2	0.1	1.0	0.7	0.3	0.0
苦瓜	50	8	0.4	0.0	2.0	1.0	0.6	0.0
红薯叶	50	29	2.4	0.3	4.5	20.8	0.5	0.0
梨	150	54	0.5	0.2	16.4	2.6	3.8	0.0
猪肉（里脊）	100	155	20.2	7.9	0.7	43.2	0.0	55.0
低脂牛奶	150	68	5.1	2.0	7.5	100.5	0.0	7.5
烹调油	5	45	0.0	5.0	0.0	0.0	0.0	0.0
盐	2	0	0.0	0.0	0.0	786.2	0.0	0.0

营养成分表			
项目	一餐		占参考摄入量
能量	607	千卡	30%
蛋白质	33.6	克	56%
脂肪	16.1	克	27%
碳水化合物	87.7	克	29%
钠	967.6	毫克	48%
膳食纤维	6.2	克	25%
胆固醇	62.5	毫克	21%

第七天晚餐食谱解读

晚餐主食的总量相当于 70 克米面（40 克红薯相当于 10 克米面），蔬菜 150 克，水果 150 克，蛋白质食物 100 克，还包括低脂牛奶 1 杯（150 毫升）。该餐有充足能量，约 607 千卡，含丰富的蛋白质，并很好地控制了脂肪和胆固醇，膳食纤维含量充足，对钠盐还可以进一步加以控制。

食物准备

1. 60 克大米按 1 :（2 ～ 3）的比例加约 150 毫升水，再加入洗净切块的红薯，然后用电饭煲烹熟（也可以用蒸锅蒸熟）。

2. 红薯叶（红苕尖）洗净，沸水煮 3 ～ 5 分钟捞出；苦瓜洗净切片，焯水捞出；根据个人口味加葱、姜、蒜、辣椒末，淋烹调油（如香油、花椒油、辣椒油等）5 毫升，加盐 1 克或酱油 5 毫升调味。

3. 梨去皮，切块。

4. 猪肉（里脊）切片，上浆，过油备用。冬瓜洗净，去皮切片。置炒锅于火上，加水 250 毫升，下酥肉和冬瓜片，煮沸 10 分钟出锅，加盐 1 克和葱、姜、蒜末少许调味。

5. 取市售低脂牛奶 1 杯。

食材和烹调方法的可选项

1. 蔬菜和水果可以用其他应季果蔬替换。

2. 酥肉可以用市售成品等代替，或者用虾仁代替肉片。

3. 用其他不含盐的辛香料（如葱、姜、蒜、辣椒等）和调味料来增味和代替盐。

4. 牛奶、水果可以放在餐后的加餐中。

试吃体验

红薯饭清香适口，酥肉冬瓜汤香气四溢，凉拌红薯叶和苦瓜滋味爽口。

难度指数：★★

口感指数：★★★★

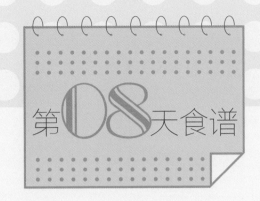

第08天食谱

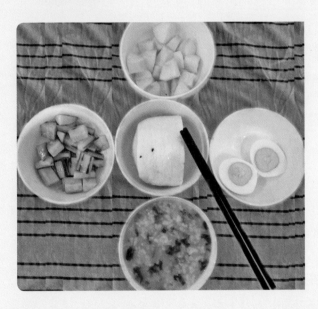

🕐 早餐 ··

含量水平

能量：★★★

脂肪：★★★

钠：★★★

膳食纤维：★★★

胆固醇：★★★★★

食物名称	质量（克）	能量（千卡）	蛋白质（克）	脂肪（克）	碳水化合物（克）	钠（毫克）	膳食纤维（克）	胆固醇（毫克）
馒头	60	133	4.2	0.7	28.2	99.1	0.8	0.0
大米	50	173	3.7	0.4	39.0	1.9	0.3	0.0
黄瓜	100	14	0.7	0.2	2.7	4.5	0.5	0.0
苹果	100	40	0.2	0.2	10.3	1.2	0.9	0.0
鸡蛋	50	63	5.9	3.9	1.2	57.9	0.0	264.0
烹调油	5	45	0.0	5.0	0.0	0.0	0.0	0.0
盐	1	0	0.0	0.0	0.0	393.1	0.0	0.0

尝试*30*天改变您的饮食和血压

营养成分表			
项目	一餐		占参考摄入量
能量	468	千卡	23%
蛋白质	14.7	克	24%
脂肪	10.4	克	17%
碳水化合物	81.4	克	27%
钠	557.7	毫克	28%
膳食纤维	2.5	克	10%
胆固醇	264.0	毫克	88%

第八天早餐食谱解读

　　早餐主食的总量相当于85克米面（60克馒头相当于35克米面），蔬菜100克，水果100克，蛋白质食物50克。该餐有足够能量，约468千卡，含足量的蛋白质，并很好地控制了钠和脂肪，但膳食纤维含量偏低，对胆固醇还可以进一步加以控制。

食物准备

　　1.50克大米按1：6的比例加约300毫升水，然后用带煮粥功能的电饭煲烹熟或者用炖锅煮制，煮熟后可以在起锅前加入少量的青菜叶做点缀。馒头为市售成品。

　　2.黄瓜洗净，切成块，加葱、姜、蒜、辣椒末少许，淋烹调油（如香油、花椒油、辣椒油等）5毫升，加盐1克或酱油5毫升调味。

　　3.苹果去皮，切块。

　　4.鸡蛋带壳用水煮5分钟，去壳，切块。

食材和烹调方法的可选项

1. 白面馒头可以换成杂粮馒头、全麦面包、蔬菜烙饼等，或者用薯类替代。

2. 鸡蛋可以用其他肉或者豆制品代替，以减少胆固醇的摄入。

3. 水果可以放在餐后的加餐中，还可以在餐后加牛奶或者坚果。

试吃体验

菜叶粥清香适口，凉拌黄瓜口感脆嫩。

难度指数：★

口感指数：★★★

尝试*30*天改变您的饮食和血压

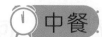 中餐 ●

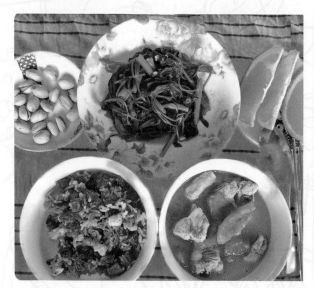

含量水平

能量：★ ★ ★ ★ ★

脂肪：★ ★ ★ ★ ★

钠：★ ★ ★ ★

膳食纤维：★ ★ ★ ★

胆固醇：★ ★ ★ ★

食物名称	质量 （克）	能量 （千卡）	蛋白质 （克）	脂肪 （克）	碳水化合物 （克）	钠 （毫克）	膳食纤维 （克）	胆固醇 （毫克）
大米	30	104	2.2	0.2	23.4	1.1	0.2	0.0
紫薯	125	111	1.2	0.2	27.8	32.1	1.8	0.0
番茄	90	17	0.8	0.2	3.5	4.4	0.4	0.0
空心菜	110	17	1.8	0.3	3.0	78.8	1.2	0.0
橙子	100	35	0.6	0.1	8.2	0.9	0.4	0.0
开心果	26	131	4.4	11.3	4.7	0.0	1.7	0.0
猪小排	120	240	14.4	20.0	0.6	54.1	0.0	126.1
烹调油	5	45	0.0	5.0	0.0	0.0	0.0	0.0
盐	2	0	0.0	0.0	0.0	786.2	0.0	0.0

营养成分表			
项目	一餐		占参考摄入量
能量	700	千卡	35%
蛋白质	25.4	克	42%
脂肪	37.3	克	62%
碳水化合物	71.2	克	24%
钠	957.6	毫克	48%
膳食纤维	5.7	克	23%
胆固醇	126.1	毫克	42%

第八天中餐食谱解读

中餐主食的总量相当于 60 克米面（125 克红薯相当于 30 克米面），蔬菜 200 克，水果 100 克，蛋白质食物 80 克（120 克猪小排去骨后的质量），坚果 1 把（约 26 克）。该餐有充足能量，约 700 千卡，含丰富的蛋白质，膳食纤维含量相对充足，对胆固醇和钠盐还可以进一步加以控制。

食物准备

1. 30 克大米按 1 :（2 ~ 3）的比例加约 90 毫升水，再加入洗净切块的紫薯，然后用电饭煲烹熟（也可以用蒸锅蒸熟）。

2. 空心菜洗净，掰成节，焯水 1~2 分钟捞出，加葱、姜、蒜、辣椒末少许，淋烹调油（如香油、花椒油、辣椒油等）5 毫升，加盐 1 克或酱油 5 毫升调味。

3. 橙子切块。

4. 猪小排洗净切块汆水捞出备用；番茄洗净去皮切块备用，锅中加入适量水烧开后，加入排骨熬制 20 分钟，20 分钟左右倒入番茄再煮制 3 ~ 5 分钟，出锅汤水适量，加入小葱段、蒜泥、白胡椒少许和 1 克盐调味。

5. 取开心果（原味）1 把。

食材和烹调方法的可选项

1. 主食的量可以酌情增减。

2. 猪小排含油脂多，可以用鸡肉等代替。

3. 水果可以放在餐后的加餐中。

试吃体验

　　紫薯饭清香扑鼻，番茄排骨汤滋味鲜美，凉拌空心菜爽滑开胃。

难度指数：★ ★

口感指数：★ ★ ★ ★ ★

晚餐

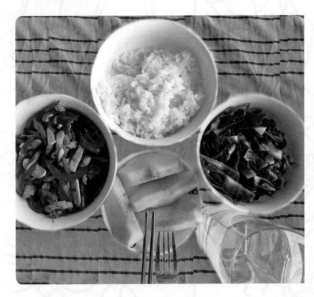

含量水平

能量：★★★★

脂肪：★★★★

钠：★★★★

膳食纤维：★★★

胆固醇：★★★

食物名称	质量（克）	能量（千卡）	蛋白质（克）	脂肪（克）	碳水化合物（克）	钠（毫克）	膳食纤维（克）	胆固醇（毫克）
大米	70	242	5.2	0.6	54.5	2.7	0.5	0.0
甜椒	100	18	0.8	0.2	4.4	2.7	1.1	0.0
紫甘蓝	110	21	1.4	0.2	4.4	25.7	0.9	0.0
苹果	100	40	0.2	0.2	10.3	1.2	0.9	0.0
猪肉（里脊）	100	155	20.2	7.9	0.7	43.2	0.0	55.0
烹调油	10	90	0.0	10.0	0.0	0.0	0.0	0.0
盐	2	0	0.0	0.0	0.0	786.2	0.0	0.0

营养成分表		
项目	一餐	占参考摄入量
能量	566 千卡	28%
蛋白质	27.8 克	46%
脂肪	19.1 克	32%
碳水化合物	74.3 克	25%
钠	861.7 毫克	43%
膳食纤维	3.4 克	14%
胆固醇	55.0 毫克	18%

第八天晚餐食谱解读

晚餐主食的总量相当于70克米面；蔬菜210克，水果100克，蛋白质食物100克。该餐有充足能量，约566千卡，含丰富的蛋白质，很好地控制了脂肪和胆固醇，但膳食纤维偏低，对钠盐的摄入还可以进一步加以控制。

食物准备

1.70克大米按1：（2～3）的比例加200毫升水（大半杯水），然后用电饭煲烹熟（也可以用蒸锅蒸熟）。

2.紫甘蓝洗净切丝，入水煮开1～2分钟捞出，加葱、姜、蒜、辣椒末少许，淋烹调油（如香油、花椒油、辣椒油等）2毫升，加盐1克或酱油5毫升调味。

3.苹果去皮，切块。

4.猪肉（里脊）切丝，甜椒切丝备用。锅热后放菜籽油8毫升，下肉丝炒至血色消失，肉泛白变干，起锅或者置于锅边备用；调小火力，下甜椒，炒至断生，混入肉丝，加盐1克，撒葱、姜、蒜末少许，混匀后出锅。

5.白水一杯。

食材和烹调方法的可选项

1.主食可以用粗杂粮和薯类部分替换，以改变口味和增加膳食纤维。

2.猪肉可以用鸡、鸭、鱼肉等量替代。

3.用其他不含盐的辛香料（如葱、姜、蒜辣椒等）和调味料来增味和代替盐。

4.水果可以放在餐后的加餐中。

试吃体验

甜椒肉丝滋味丰富，凉拌紫甘蓝清香爽口。

难度指数：★★

口感指数：★★★

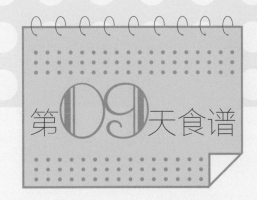

第09天食谱

早餐

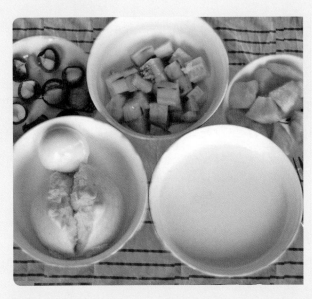

含量水平

能量：★★★★

脂肪：★★★★★

钠：★★★★

膳食纤维：★★★★

胆固醇：★★★★★

食物名称	质量（克）	能量（千卡）	蛋白质（克）	脂肪（克）	碳水化合物（克）	钠（毫克）	膳食纤维（克）	胆固醇（毫克）
馒头	90	199	6.3	1.0	42.3	148.6	1.2	0.0
燕麦片	30	110	4.5	2.0	20.1	1.1	1.6	0.0
黄瓜	110	15	0.8	0.2	2.9	5.0	0.5	0.0
桃子	100	41	0.8	0.1	10.5	4.9	1.1	0.0
夏威夷果	20	81	1.6	7.1	3.4	0.0	1.7	0.0
低脂牛奶	250	112	8.5	3.3	12.5	167.5	0.0	12.5
鸡蛋	50	63	5.9	3.9	1.2	57.9	0.0	264.0
烹调油	5	45	0.0	5.0	0.0	0.0	0.0	0.0
盐	1	0	0.0	0.0	0.0	393.1	0.0	0.0

营养成分表			
项目	一餐		占参考摄入量
能量	666	千卡	33%
蛋白质	28.4	克	47%
脂肪	22.6	克	37%
碳水化合物	92.9	克	31%
钠	778.1	毫克	39%
膳食纤维	6.1	克	24%
胆固醇	276.5	毫克	92%

第九天早餐食谱解读

　　早餐主食的总量相当于 80 克米面（90 克馒头相当于 50 克米面，30 克燕麦片相当于同等质量的米面），蔬菜 110 克，水果 150 克，蛋白质食物 50 克，低脂牛奶 1 盒（250 毫升）和坚果 1 把（约 20 克）。该餐有充足能量，约 666 千卡，含丰富的蛋白质，膳食纤维含量充足，对脂肪、胆固醇和钠盐还可以进一步加以控制。

食物准备

1. 燕麦片倒入碗中（约 2/3 碗），加入低脂牛奶 250 毫升，微波炉高火加热 1 分半钟即可。馒头为市售成品。

2. 黄瓜洗净，切成块，加葱、姜、蒜、辣椒末少许，淋烹调油（如香油、花椒油、辣椒油等）5 毫升，加盐 1 克或酱油 5 毫升调味。

3. 桃子去皮，切块。

4. 鸡蛋用水煮 5 分钟，去壳。

5. 夏威夷果（原味）1 把。

食材和烹调方法的可选项

1. 主食的量可酌情增减，或者用其他品种替代，使食物品种更丰富。

2. 蔬菜和水果可用其他应季果蔬替换。

3. 尽量少放盐，酱油和盐可以互换。

4. 坚果、水果可以放在餐后的加餐中。

试吃体验

　　牛奶燕麦水分充足，凉拌黄瓜散发淡淡蒜香和麻油香，脆嫩可口。

难度指数：★

口感指数：★★★★

中餐 ∙∙

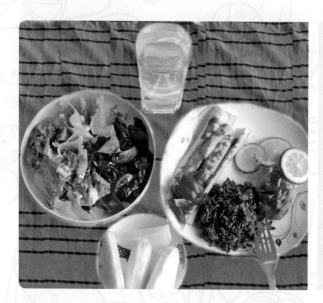

含量水平

能量：★ ★ ★

脂肪：★ ★ ★ ★

钠：★ ★ ★ ★

膳食纤维：★ ★ ★

胆固醇：★ ★ ★

食物名称	质量（克）	能量（千卡）	蛋白质（克）	脂肪（克）	碳水化合物（克）	钠（毫克）	膳食纤维（克）	胆固醇（毫克）
大米	30	104	2.2	0.2	23.4	1.1	0.2	0.0
黑米	10	33	0.9	0.3	7.2	0.7	0.4	0.0
小番茄	50	6	0.3	0.1	1.6	4.2	0.4	0.0
紫甘蓝	50	9	0.6	0.1	2.0	11.7	0.4	0.0
生菜	50	6	0.6	0.1	0.9	15.4	0.3	0.0
芦笋	100	17	1.3	0.1	4.4	2.8	1.7	0.0
苹果	100	40	0.2	0.2	10.3	1.2	0.9	0.0
鸡胸肉	100	133	19.4	5.0	2.5	34.4	0.0	82.0
烹调油	10	90	0.0	10.0	0.0	0.0	0.0	0.0
盐	2	0	0.0	0.0	0.0	786.2	0.0	0.0

营养成分表			
项目	一餐		占参考摄入量
能量	438	千卡	22%
蛋白质	25.5	克	43%
脂肪	16.1	克	27%
碳水化合物	52.3	克	17%
钠	857.7	毫克	43%
膳食纤维	4.3	克	18%
胆固醇	82.0	毫克	27%

第九天中餐食谱解读

中餐主食的总量相当于 40 克米面（黑米 10 克相当于同等质量的米面），蔬菜 250 克，水果 100 克，蛋白质食物 100 克。该餐有充足能量，约 438 千卡，含丰富的蛋白质，并很好地控制了脂肪和胆固醇，但膳食纤维含量偏低，对钠盐还可以进一步加以控制。

食物准备

1. 40 克大米和黑米按 1 :（2 ~ 3）的比例加约 100 毫升水，然后用电饭煲烹熟（也可以用蒸锅蒸熟），摆盘。

2. 将生菜、紫甘蓝、小番茄洗净，切碎，加入沙拉酱 5 毫升（含油脂 4 毫升、盐 1 克），搅拌均匀。

3. 苹果去皮，切块。

4. 整块鸡胸肉划口，待锅烧热后，加入一勺烹调油（如菜籽油）6 毫升，放入鸡胸肉，两面翻煎变黄，取出摆盘；芦笋洗净，切条，放入水中煮熟后捞出摆盘；把一勺蚝油（含盐约 1 克）涂抹在鸡胸肉和芦笋上，撒上胡椒粉等调料，可配上青柠檬调味。

5. 白开水一杯。

食材和烹调方法的可选项

1. 黑米最好提前泡制和煮制，这样更容易煮烂，口感更好。

2. 主食有薯类搭配会更相宜。

3. 用胡椒、花椒、孜然粉等来提味，可减少盐的用量。

4. 水果可以放在餐后的加餐中。

试吃体验

　　香煎鸡胸肉特有的烤肉香气沁人心脾；蔬菜沙拉酸甜可口，开胃。整餐食物量适合胃口较小的人。

难度指数：★ ★ ★

口感指数：★ ★ ★ ★ ★

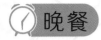 晚餐

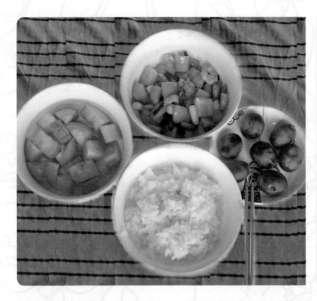

含量水平

能量：★★★

脂肪：★★★

钠：★★★

膳食纤维：★★★

胆固醇：★★★

食物名称	质量（克）	能量（千卡）	蛋白质（克）	脂肪（克）	碳水化合物（克）	钠（毫克）	膳食纤维（克）	胆固醇（毫克）
大米	80	277	5.9	0.6	62.3	3.0	0.6	0.0
甜椒	100	18	0.8	0.2	4.4	2.7	1.1	0.0
嫩南瓜	120	22	0.7	0.1	5.4	0.8	0.8	0.0
葡萄	100	37	0.4	0.2	8.9	1.1	0.3	0.0
冻虾仁	60	34	6.8	0.3	1.0	60.5	0.0	70.6
烹调油	5	45	0.0	5.0	0.0	0.0	0.0	0.0
盐	1	0	0.0	0.0	0.0	393.1	0.0	0.0

营养成分表		
项目	一餐	占参考摄入量
能量	433	千卡	22%
蛋白质	14.6	克	24%
脂肪	6.4	克	11%
碳水化合物	82.0	克	27%
钠	461.2	毫克	23%
膳食纤维	2.8	克	11%
胆固醇	70.6	毫克	24%

第九天晚餐食谱解读

晚餐主食的总量相当于80克米面，蔬菜220克，水果100克，蛋白质食物60克。该餐有较为充足的能量，约433千卡，含较为充足的蛋白质，并很好地控制了钠盐、脂肪和胆固醇，但膳食纤维含量偏低。

食物准备

1. 80克大米按1 : （2 ~ 3）的比例加约200毫升水，然后用电饭煲烹熟（也可以用蒸锅蒸熟）。

2. 嫩南瓜洗净，切块，用清水煮沸3分钟，然后直接起锅。

3. 葡萄洗净，装盘。

4. 冻虾仁解冻，洗净，甜椒切块。置炒锅于火上，锅热后放烹调油（如菜籽油）5毫升，倒入甜椒，翻炒2分钟，加入虾仁混合翻炒至虾仁变红，起锅前加入蚝油5毫升，再加入葱、姜、蒜末少许调味，出锅。

食材和烹调方法的可选项

1. 可以用粗杂粮和薯类部分替换大米，以改变口味和增加膳食纤维。

2. 蔬菜和水果的量可以酌情增加，以增加膳食纤维。

3. 蔬菜、水果可以选用其他应季品种。

4. 虾可以用其他肉或者豆制品代替。

试吃体验

虾仁滋味浓郁，甜椒微甜开胃，水煮嫩南瓜清香适口。整餐饱腹感明显。

难度指数：★

口感指数：★ ★ ★ ★

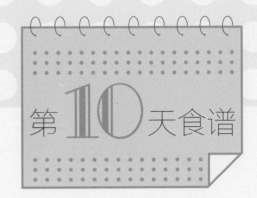

第10天食谱

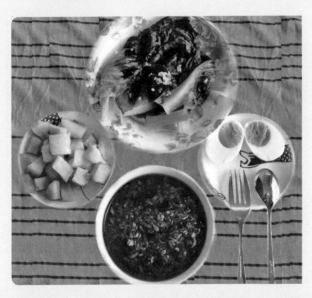

含量水平

能量：★★★

脂肪：★★★

钠：★★★

膳食纤维：★★★

胆固醇：★★★★★

食物名称	质量（克）	能量（千卡）	蛋白质（克）	脂肪（克）	碳水化合物（克）	钠（毫克）	膳食纤维（克）	胆固醇（毫克）
大米	40	138	3.0	0.3	31.2	1.5	0.3	0.0
紫薯	100	89	1.0	0.2	22.2	25.6	1.4	0.0
生菜	120	15	1.5	0.3	2.3	37.0	0.8	0.0
桃子	120	50	0.9	0.1	12.6	5.9	1.3	0.0
鸡蛋	50	63	5.9	3.9	1.2	57.9	0.0	264.0
烹调油	5	45	0.0	5.0	0.0	0.0	0.0	0.0
盐	1	0	0.0	0.0	0.0	393.1	0.0	0.0

尝试*30*天改变您的饮食和血压

营养成分表			
项目	一餐		占参考摄入量
能量	400	千卡	20%
蛋白质	12.3	克	20%
脂肪	9.8	克	16%
碳水化合物	69.5	克	23%
钠	521.0	毫克	26%
膳食纤维	3.8	克	15%
胆固醇	264.0	毫克	88%

第十天早餐食谱解读

　　早餐主食的总量相当于65克米面（100克紫薯相当于25克米面），蔬菜120克，水果120克，蛋白质食物50克。该餐能量偏低，还算可以接受，约400千卡，含适量的蛋白质，并很好地控制了钠、脂肪，但膳食纤维含量偏低，对胆固醇还可以进一步加以控制。

食物准备

　　1.紫薯洗净，去皮，切块备用；40克大米按1∶6的比例加约240毫升水，然后用带煮粥功能的电饭煲烹熟或者用炖锅煮制。

　　2.生菜洗净，撕成块，焯水1～2分钟捞出，加葱、姜、蒜、辣椒末少许，淋烹调油（如香油、花椒油、辣椒油等）5毫升，加盐1克或酱油5毫升调味。

　　3.桃子去皮，切块。

　　4.鸡蛋用水煮5分钟，去壳，切块。

食材和烹调方法的可选项

1. 可以增加些主食品种，如杂粮馒头。

2. 蔬菜和水果可以用其他应季果蔬替换。

3. 鸡蛋可以用其他肉或者豆制品代替，以减少胆固醇的摄入。

4. 水果可以放在餐后的加餐中。

试吃体验

生菜清香脆嫩；紫薯粥水分充分，咀嚼紫薯有绵软感觉。整餐味道清淡，饱腹感明显。

难度指数：★

口感指数：★★★★

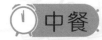 中餐

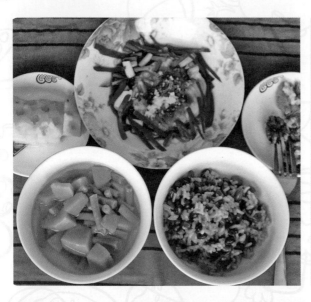

含量水平

能量：★★★

脂肪：★★★

钠：★★★

膳食纤维：★★★★

胆固醇：★★★

食物名称	质量 （克）	能量 （千卡）	蛋白质 （克）	脂肪 （克）	碳水化合物 （克）	钠 （毫克）	膳食纤维 （克）	胆固醇 （毫克）
大米	40	138	3.0	0.3	31.2	1.5	0.3	0.0
红豆	40	124	8.1	0.2	25.4	0.9	3.1	0.0
豇豆	40	11	1.1	0.1	2.3	0.9	0.9	0.0
南瓜	100	19	0.6	0.1	4.5	0.7	0.7	0.0
菠萝	120	33	0.4	0.1	8.8	0.7	1.1	0.0
核桃	25	67	1.6	6.3	2.1	0.7	1.0	0.0
鳕鱼	100	40	9.2	0.2	0.2	58.6	0.0	51.3
烹调油	5	45	0.0	5.0	0.0	0.0	0.0	0.0
盐	1	0	0.0	0.0	0.0	393.1	0.0	0.0

营养成分表			
项目	一餐		占参考摄入量
能量	477	千卡	24%
蛋白质	24.0	克	40%
脂肪	12.3	克	21%
碳水化合物	74.5	克	25%
钠	457.1	毫克	23%
膳食纤维	7.1	克	28%
胆固醇	51.3	毫克	17%

第十天中餐食谱解读

中餐主食的总量相当于 80 克米面（40 克红豆相当于同等质量的米面），蔬菜 140 克，水果 120 克，蛋白质食物 100 克坚果 1 把（约 25 克）。该餐有充足能量，约 477 千卡，含丰富的蛋白质，并很好地控制了钠盐、脂肪和胆固醇，膳食纤维含量充足。

食物准备

1. 80 克大米和红豆按 1 :（2 ~ 3）的比例加约 240 毫升水，然后用电饭煲烹熟（也可以用蒸锅蒸熟）。

2. 南瓜削皮，洗净，切块；豇豆折成节，洗净，用清水煮沸 5 分钟，然后直接起锅。

3. 菠萝去皮，切块，装盘。

4. 鳕鱼洗净，放入锅中蒸 10 分钟后，加葱、姜、蒜、辣椒末少许，淋烹调油（如香油、花椒油、辣椒油等）5 毫升，加盐 1 克或酱油 5 毫升调味。

5. 核桃，破壳装盘。

食材和烹调方法的可选项

1. 红豆最好提前泡制和煮制，这样更容易煮烂，口感更好。

2. 蔬菜和水果的量可以酌情增加，也可以用其他应季果蔬替换。

3. 鳕鱼可以用其他肉或者豆制品代替。

4. 坚果、水果可以放在餐后的加餐中。

试吃体验

红豆饭清香扑鼻；清蒸鳕鱼细嫩，味道鲜美，入口化渣；清水蔬菜汤清淡适口，解暑。整餐食物量适中，饱腹感明显。

难度指数：★

口感指数：★★★★

晚餐

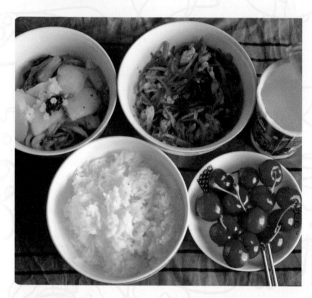

含量水平

能量：★★★★
脂肪：★★★★
钠：★★★★★
膳食纤维：★★★
胆固醇：★★★★

食物名称	质量（克）	能量（千卡）	蛋白质（克）	脂肪（克）	碳水化合物（克）	钠（毫克）	膳食纤维（克）	胆固醇（毫克）
大米	70	242	5.2	0.6	54.5	2.7	0.5	0.0
胡萝卜	60	21	0.6	0.1	5.1	41.1	0.6	0.0
大白菜	140	21	1.8	0.1	3.9	70.0	1.0	0.0
樱桃	100	37	0.9	0.2	8.2	6.4	0.2	0.0
鸡胸肉	100	133	19.4	5.0	2.5	34.4	0.0	82.0
酸奶	160	115	4.0	4.3	14.9	63.7	0.0	24.0
烹调油	10	90	0.0	10.0	0.0	0.0	0.0	0.0
盐	2	0	0.0	0.0	0.0	786.2	0.0	0.0

营养成分表			
项目	一餐		占参考摄入量
能量	659	千卡	33%
蛋白质	31.9	克	53%
脂肪	20.3	克	34%
碳水化合物	89.1	克	30%
钠	1004.5	毫克	50%
膳食纤维	2.3	克	9%
胆固醇	106.0	毫克	35%

第
十
天
晚
餐
食
谱
解
读

晚餐主食的总量相当于 70 克米面，蔬菜 200 克，水果 100 克，蛋白质食物 100 克，酸奶 1 盒（160 毫升）。该餐有充足能量，约 659 千卡，含丰富的蛋白质，并很好地控制了脂肪和胆固醇，但膳食纤维含量偏低，对钠盐的摄入还可以进一步加以控制。

食物准备

1. 70 克大米按 1 :（2 ～ 3）的比例加 200 毫升水（大半杯水），然后用电饭煲烹熟（也可以用蒸锅蒸熟）。

2. 大白菜洗净，掰成块，入锅煮 3 分钟后捞出，淋烹调油（如香油、花椒油、辣椒油等）5 毫升，加盐 1 克或酱油 5 毫升调味。

3. 樱桃洗净，装盘。

4. 鸡胸肉洗净切丝，胡萝卜洗净切丝备用。锅烧热后加入 5 毫升烹调油（如菜籽油），倒入鸡胸肉翻炒至鸡肉变色，起锅或者置于锅边备用；调小火力，下胡萝卜，炒至断生，混入肉丝，加盐 1 克，撒葱、姜、蒜末少许，混匀后出锅。

5. 市售酸奶 1 盒。

食材和烹调方法的可选项

1. 可以用粗杂粮和薯类部分替换大米，以改变口味和增加膳食纤维。

2. 鸡肉可以用其他肉或者豆制品代替。

3. 酸奶和水果可以放在餐后的加餐中。

 试吃体验

胡萝卜肉丝干爽适口，凉拌小白菜芳香可口。整餐食物量适中，饱腹感明显。

难度指数：★ ★

口感指数：★ ★ ★ ★

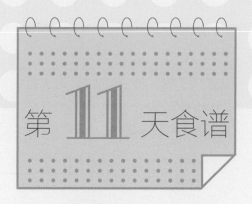

第11天食谱

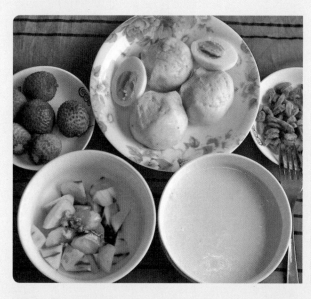

含量水平

能量：★★★★

脂肪：★★★★

钠：★★★★

膳食纤维：★★★★

胆固醇：★★★★★

食物名称	质量 （克）	能量 （千卡）	蛋白质 （克）	脂肪 （克）	碳水化合物 （克）	钠 （毫克）	膳食纤维 （克）	胆固醇 （毫克）
玉米面馒头	70	143	3.4	1.4	31.6	1.0	2.5	0.0
玉米粉	50	195	3.6	1.9	41.2	0.9	2.5	0.0
黄瓜	100	14	0.7	0.2	2.7	4.5	0.5	0.0
葡萄干	20	68	0.5	0.1	16.7	3.8	0.3	0.0
荔枝	100	51	0.7	0.1	12.1	1.2	0.4	0.0
低脂牛奶	250	112	8.5	3.3	12.5	167.5	0.0	12.5
鸡蛋	50	63	5.9	3.9	1.2	57.9	0.0	264.0
烹调油	5	45	0.0	5.0	0.0	0.0	0.0	0.0
盐	1	0	0.0	0.0	0.0	393.1	0.0	0.0

营养成分表			
项目	一餐		占参考摄入量
能量	691	千卡	35%
蛋白质	23.3	克	39%
脂肪	15.9	克	26%
碳水化合物	118.0	克	39%
钠	629.9	毫克	31%
膳食纤维	6.2	克	25%
胆固醇	276.5	毫克	92%

第十一天早餐食谱解读

早餐主食的总量相当于 90 克米面（70 克玉米面馒头相当于 40 克米面，玉米粉 50 克相当于同等质量的米面），蔬菜 100 克，水果 200 克（20 克葡萄干相当于 100 克葡萄），蛋白质食物 50 克，低脂牛奶 1 盒（250 毫升）。该餐有充足能量，约 691 千卡，含丰富的蛋白质，并很好地控制了钠盐和脂肪，膳食纤维含量相对充足，对胆固醇还可以进一步加以控制。

食物准备

1. 市售即食玉米粉倒入碗中（约 2/3 碗），倒入低脂牛奶 250 毫升，放入微波炉高火加热 1 分半钟即可。玉米面馒头为市售成品。

2. 黄瓜洗净，切成块，加葱、姜、蒜、辣椒末少许，淋烹调油（如香油、花椒油、辣椒油等）5 毫升，加盐 1 克或酱油 5 毫升调味。

3. 荔枝剥皮，装盘；葡萄干装盘。

4. 鸡蛋用水煮 5 分钟，去壳，切块。

食材和烹调方法的可选项

1. 主食的量可以因人而异，酌情增减。

2. 蔬菜和水果可以用其他应季果蔬替换。

3. 水果、干果可以放在餐后的加餐中。

试吃体验

牛奶玉米粉清香扑鼻，凉拌黄瓜清香开胃。整餐饱腹感明显。

难度指数：★

口感指数：★ ★ ★ ★

中餐 ··

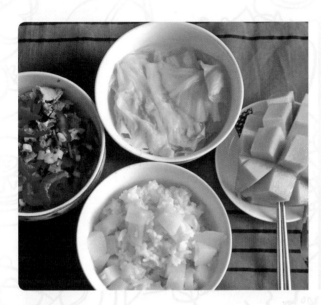

含量水平

能量：★★★★

脂肪：★★★★

钠：★★★

膳食纤维：★★★

胆固醇：★★★

食物名称	质量 （克）	能量 （千卡）	蛋白质 （克）	脂肪 （克）	碳水化合物 （克）	钠 （毫克）	膳食纤维 （克）	胆固醇 （毫克）
大米	40	138	3.0	0.3	31.2	1.5	0.3	0.0
马铃薯	160	114	3.0	0.3	25.9	4.1	1.1	0.0
甜椒	40	7	0.3	0.1	1.8	1.1	0.5	0.0
圆白菜	80	15	1.0	0.1	3.2	18.7	0.7	0.0
杧果	150	29	0.5	0.2	7.5	2.5	1.2	0.0
猪肉（里脊）	100	155	20.2	7.9	0.7	43.2	0.0	55.0
烹调油	10	90	0.0	10.0	0.0	0.0	0.0	0.0
盐	1	0	0.0	0.0	0.0	393.1	0.0	0.0

营养成分表			
项目	一餐		占参考摄入量
能量	548	千卡	27%
蛋白质	28.0	克	47%
脂肪	18.9	克	32%
碳水化合物	70.3	克	23%
钠	464.2	毫克	23%
膳食纤维	3.8	克	15%
胆固醇	55.0	毫克	18%

第十一天中餐食谱解读

中餐主食的总量相当于80克米面（160克马铃薯相当于40克米面），蔬菜120克，水果150克，蛋白质食物100克。该餐有充足能量，约548千卡，含丰富的蛋白质，并很好地控制了钠盐、脂肪和胆固醇，但膳食纤维含量偏低。

食物准备

1. 40克大米按1∶（2～3）的比例加约100毫升水，再加入洗净切块的马铃薯，然后用电饭煲烹熟（也可以用蒸锅蒸熟）。

2. 圆白菜洗净，放入烧开的水中继续煮3～5分钟，然后直接起锅。

3. 柠果，划口切块。

4. 甜椒洗净，切片，焯水后捞出备用；将猪肉（里脊）切片后，放入锅中煮至变色后捞出，再加入过水后的甜椒，加葱、姜、蒜、辣椒末少许，淋烹调油（如香油、花椒油、辣椒油等）10毫升，加盐1克或酱油5毫升调味。

食材和烹调方法的可选项

1. 主食的量可酌情增减。

2. 蔬菜和水果可以选用高纤维品种，以增加膳食纤维摄入。

3. 猪肉可以用其他肉或者豆制品代替。

4. 水果可以放在餐后的加餐中。

试吃体验

马铃薯饭有特殊的芬芳气息；凉拌瘦肉鲜咸适度，酸辣可口；圆白菜气味清香。整餐饱腹感强。

难度指数：★★

口感指数：★★★

晚餐

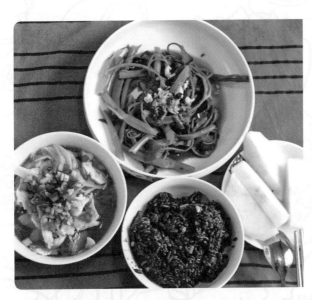

含量水平

能量：★ ★ ★ ★

脂肪：★ ★ ★ ★

钠：★ ★ ★ ★

膳食纤维：★ ★ ★ ★

胆固醇：★ ★ ★

食物名称	质量 （克）	能量 （千卡）	蛋白质 （克）	脂肪 （克）	碳水化合物 （克）	钠 （毫克）	膳食纤维 （克）	胆固醇 （毫克）
大米	40	138	3.0	0.3	31.2	1.5	0.3	0.0
黑米	30	100	2.8	0.8	21.7	2.1	1.2	0.0
空心菜	100	15	1.7	0.2	2.7	71.7	1.1	0.0
平菇	100	19	1.8	0.3	4.3	3.5	2.1	0.0
梨	100	36	0.3	0.2	10.9	1.7	2.5	0.0
鸡胸肉	100	133	19.4	5.0	2.5	34.4	0.0	82.0
烹调油	10	90	0.0	10.0	0.0	0.0	0.0	0.0
盐	2	0	0.0	0.0	0.0	786.2	0.0	0.0

营养成分表		
项目	一餐	占参考摄入量
能量	531	千卡	27%
蛋白质	29.0	克	48%
脂肪	16.8	克	28%
碳水化合物	73.3	克	24%
钠	901.1	毫克	45%
膳食纤维	7.2	克	29%
胆固醇	82.0	毫克	27%

晚餐主食的总量相当于 70 克米面（30 克黑米相当于同等质量的米面），蔬菜 200 克，水果 100 克，蛋白质食物 100 克。该餐有充足能量，约 531 千卡，含丰富的蛋白质，并很好地控制了脂肪和胆固醇，膳食纤维含量充足，对钠盐还可以进一步加以控制。

食物准备

1. 70 克大米和黑米按 1 :（2 ~ 3）的比例加约 200 毫升水，然后用电饭煲煮熟（也可以用蒸锅蒸熟）。

2. 空心菜洗净，焯水 1 ~ 2 分钟捞出，加葱、姜、蒜、辣椒末少许，淋烹调油（如香油、花椒油、辣椒油等）5 毫升，加盐 1 克或酱油 5 毫升调味。

3. 梨去皮，切块。

4. 平菇洗净撕成丝，鸡胸肉切片。锅加水 250 毫升，烧开，下肉片，煮至肉片变色，加入平菇，一起再煮 5 分钟后出锅，加葱、姜、蒜、辣椒末少许，淋烹调油（如香油、花椒油、辣椒油等）5 毫升，加盐 1 克或酱油 5 毫升调味。

食材和烹调方法的可选项

1. 黑米最好提前泡制和煮制，这样更容易煮烂，口感更好。

2. 鸡胸肉可以用鸭肉、鹅肉或者豆制品代替。

3. 水果可以放在餐后的加餐中。

试吃体验

黑米饭有特殊香味；空心菜蒜香开胃，脆嫩可口；平菇肉片汤鲜美可口。整餐饱腹感明显。

难度指数：★★

口感指数：★★★★

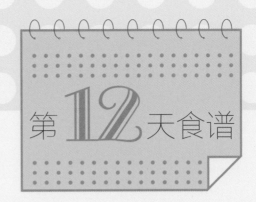

第12天食谱

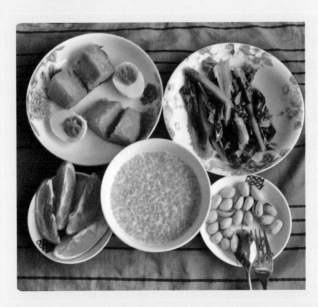

含量水平

能量：★★★★

脂肪：★★★★★

钠：★★★★

膳食纤维：★★★★

胆固醇：★★★★★

食物名称	质量 （克）	能量 （千卡）	蛋白质 （克）	脂肪 （克）	碳水化合物 （克）	钠 （毫克）	膳食纤维 （克）	胆固醇 （毫克）
玉米片	30	117	2.2	1.1	24.7	0.5	1.5	0.0
红薯	140	125	1.4	0.3	31.1	35.9	2.0	0.0
莴笋叶	100	16	1.2	0.2	3.2	34.8	0.9	0.0
橙子	100	35	0.6	0.1	8.2	0.9	0.4	0.0
开心果	25	126	4.2	10.9	4.5	0.0	1.7	0.0
低脂牛奶	250	112	8.5	3.3	12.5	167.5	0.0	12.5
鸡蛋	50	63	5.9	3.9	1.2	57.9	0.0	264.0
烹调油	5	45	0.0	5.0	0.0	0.0	0.0	0.0
盐	1	0	0.0	0.0	0.0	393.1	0.0	0.0

营养成分表			
项目	一餐		占参考摄入量
能量	639	千卡	32%
蛋白质	24.0	克	40%
脂肪	24.8	克	41%
碳水化合物	85.4	克	28%
钠	690.6	毫克	35%
膳食纤维	6.5	克	26%
胆固醇	276.5	毫克	92%

第十二天早餐食谱解读

　　早餐主食的总量相当于 65 克米面（140 克红薯相当于 35 克米面，30 克即食玉米片相当于等量米面），蔬菜 100 克，水果 100 克，蛋白质食物 50 克，低脂牛奶 1 盒（250 毫升），坚果 1 把（约 25 克）。该餐有充足能量，约 639 千卡，含丰富的蛋白质，并很好地控制了脂肪，膳食纤维含量充足，对胆固醇和钠盐还可以进一步加以控制。

食物准备

　　1. 玉米片（即食）加入 250 毫升牛奶，总体积约大半汤碗。然后用微波炉高火加热 1 分半钟。红薯洗净，放入锅中蒸（煮）15 分钟。

　　2. 莴笋叶洗净，掰成节，放入开水中煮 2～3 分钟后捞出，加葱、姜、蒜、辣椒末少许，淋烹调油（如香油、花椒油、辣椒油等）5 毫升，加盐 1 克或酱油 5 毫升调味。

　　3. 橙子去皮，切块，装盘。

　　4. 鸡蛋带壳用水煮 5 分钟，去壳，切开。

　　5. 取开心果（原味）1 把。

食材和烹调方法的可选项

1. 主食的量可以酌情增减。

2. 蔬菜和水果可以用其他应季果蔬替换。

3. 鸡蛋可以用其他肉或者豆制品替代。

4. 水果可以放在餐后的加餐中。

试吃体验

　　牛奶玉米片清香扑鼻，红薯香甜可口，凉拌莴笋叶清新开胃。整餐饱腹感明显。

难度指数：★★

口感指数：★★★★

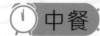 中餐 ∙∙

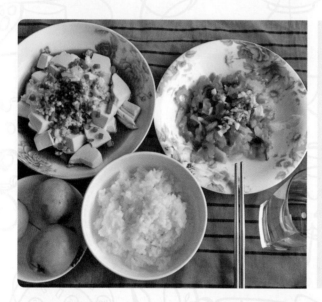

含量水平

能量：★★★★

脂肪：★★★★

钠：★★★★

膳食纤维：★★★

胆固醇：★★★

食物名称	质量（克）	能量（千卡）	蛋白质（克）	脂肪（克）	碳水化合物（克）	钠（毫克）	膳食纤维（克）	胆固醇（毫克）
大米	70	242	5.2	0.6	54.5	2.7	0.5	0.0
豆腐	200	114	12.4	5.0	5.2	6.2	0.4	0.0
苦瓜	110	17	0.9	0.1	4.4	2.2	1.2	0.0
枇杷	100	24	0.5	0.1	5.8	2.5	0.5	0.0
猪肉（里脊）	30	46	6.1	2.4	0.2	13.0	0.0	16.5
烹调油	10	90	0.0	10.0	0.0	0.0	0.0	0.0
盐	2	0	0.0	0.0	0.0	786.2	0.0	0.0

营养成分表			
项目	一餐		占参考摄入量
能量	533	千卡	27%
蛋白质	25.1	克	42%
脂肪	18.2	克	30%
碳水化合物	70.1	克	23%
钠	812.8	毫克	41%
膳食纤维	2.6	克	11%
胆固醇	16.5	毫克	6%

中餐主食的总量相当于 70 克米面，蔬菜 110 克，水果 100 克，蛋白质食物 130 克（200 克豆腐相当于 100 克肉）。该餐有充足能量，约 533 千卡，含丰富的蛋白质，并很好地控制了脂肪和胆固醇，但膳食纤维含量偏低，对钠盐还可以进一步加以控制。

食物准备

1. 70 克大米按 1 :（2 ~ 3）的比例加约 200 毫升水，然后用电饭煲烹熟（也可以用蒸锅蒸熟）。

2. 苦瓜洗净，切片，放入开水里煮 3 分钟左右，加葱、姜、蒜、辣椒末少许，淋烹调油（如香油、花椒油、辣椒油等）5 毫升，加盐 1 克或酱油 5 毫升调味。

3. 枇杷洗净，装盘。

4. 猪肉（里脊）剁成肉末，待锅烧热后，加入烹调油（如菜籽油）5 毫升，将肉末倒入锅中翻炒至变色变干后捞出备用；将嫩豆腐切成小块，在锅中焯水后捞出摆盘，将炒好的肉末倒在豆腐上，撒葱、姜、蒜、辣椒末少许，加盐 1 克或酱油 5 毫升。

5. 白开水一杯。

 ### 食材和烹调方法的可选项

1. 主食可以用粗杂粮和薯类部分替换。

2. 蔬菜和水果可以用其他应季果蔬替换。

3. 用其他不含盐的辛香料和调味料代替盐。

4. 水果可以放在餐后的加餐中。

试吃体验

凉拌肉末豆腐嫩滑、鲜美、爽口；苦瓜清香味苦，脆嫩有味。

难度指数：★★

口感指数：★★★★★

晚餐

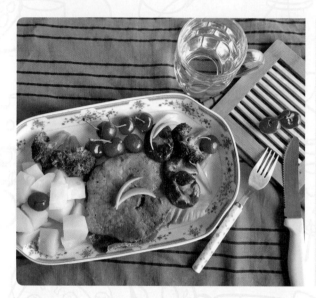

含量水平

能量：★ ★ ★

脂肪：★ ★ ★

钠：★ ★ ★ ★

膳食纤维：★ ★ ★ ★

胆固醇：★ ★ ★

食物名称	质量 （克）	能量 （千卡）	蛋白质 （克）	脂肪 （克）	碳水化合物 （克）	钠 （毫克）	膳食纤维 （克）	胆固醇 （毫克）
马铃薯	235	168	4.4	0.4	38.0	6.0	1.5	0.0
西兰花	60	16	2.0	0.3	2.1	9.4	0.8	0.0
香菇（鲜）	65	12	1.4	0.2	3.4	0.9	2.1	0.0
樱桃	80	29	0.7	0.1	6.5	5.1	0.2	0.0
牛肉（瘦）	140	148	28.3	3.2	1.7	75.0	0.0	81.2
烹调油	10	90	0.0	10.0	0.0	0.0	0.0	0.0
盐	2	0	0.0	0.0	0.0	786.2	0.0	0.0

营养成分表			
项目	一餐		占参考摄入量
能量	463	千卡	23%
蛋白质	36.8	克	61%
脂肪	14.2	克	24%
碳水化合物	51.7	克	17%
钠	882.6	毫克	44%
膳食纤维	4.6	克	19%
胆固醇	81.2	毫克	27%

第一天晚餐食谱解读

晚餐主食的总量相当于 60 克米面（235 克马铃薯相当于 60 克米面），蔬菜 125 克，水果 80 克，蛋白质食物 140 克。该餐有充足能量，约 463 千卡，含丰富的蛋白质，并很好地控制了脂肪和胆固醇，膳食纤维含量相对充足，对钠盐还可以进一步加以控制。

 食物准备

1. 马铃薯洗净去皮切块备用。西兰花洗净，掰成块；马铃薯和西兰花放入开水中煮 10 分钟，捞出摆盘，西兰花摆盘前可以在酱油里过一下。

2. 将市售的已经入味的牛肉（市售牛排，含盐 1.85 克）解冻备用，锅烧热后，加入 10 毫升烹调油（如菜籽油），将牛肉放入锅中，两面翻转煎至变色，根据个人口味决定煎牛肉的时间，煎好后取出摆盘；利用锅中剩余的油将香菇煎熟后捞出，在酱油里过一下摆盘；最后在整份食物上撒上胡椒粉。

3. 樱桃洗净，装盘。

4. 白开水一杯。

 食材和烹调方法的可选项

1. 主食的量可以酌情增减，或者用米面部分替代马铃薯。

2. 市售预处理食品通常已经放盐，不需要再放盐。

3. 蔬菜可以吃原味。

4. 水果可以放在餐后的加餐中。

试吃体验

牛肉香气浓郁；西兰花和蘑菇味道清淡，口感很好。整餐饱腹感很强。

难度指数：★★★

口感指数：★★★★★

第13天食谱

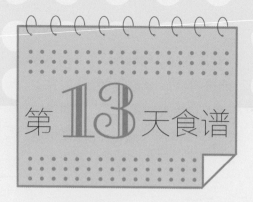

 早餐

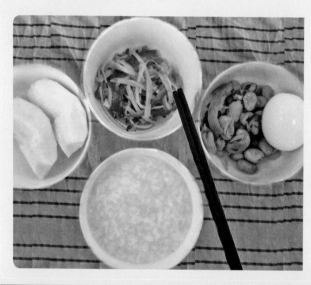

含量水平

能量：★★★

脂肪：★★★

钠：★★★

膳食纤维：★★★★

胆固醇：★★★★★

食物名称	质量 （克）	能量 （千卡）	蛋白质 （克）	脂肪 （克）	碳水化合物 （克）	钠 （毫克）	膳食纤维 （克）	胆固醇 （毫克）
大米	40	138	3.0	0.3	31.2	1.5	0.3	0.0
小米	20	72	1.8	0.6	15.0	0.9	0.3	0.0
豆腐干	40	60	6.3	3.1	2.0	93.6	0.3	0.0
蚕豆（鲜）	60	19	1.6	0.1	3.6	0.7	0.6	0.0
甜椒	50	9	0.4	0.1	2.2	1.4	0.6	0.0
莴笋	50	4	0.3	0.0	0.9	11.3	0.2	0.0
梨	100	36	0.3	0.2	10.9	1.7	2.5	0.0
鸡蛋	50	63	5.9	3.9	1.2	57.9	0.0	264.0
烹调油	5	45	0.0	5.0	0.0	0.0	0.0	0.0
盐	1	0	0.0	0.0	0.0	393.1	0.0	0.0

营养成分表			
项目	一餐		占参考摄入量
能量	446	千卡	22%
蛋白质	19.6	克	33%
脂肪	13.3	克	22%
碳水化合物	67.0	克	22%
钠	562.1	毫克	28%
膳食纤维	4.8	克	19%
胆固醇	264.0	毫克	88%

第十三天早餐食谱解读

　　早餐主食的总量相当于 60 克米面（20 克小米相当于同等质量的米面），蔬菜 160 克，水果 100 克，蛋白质食物 90 克。该餐有充足能量，约 446 千卡，含丰富的蛋白质，并很好地控制了钠盐和脂肪，膳食纤维含量相对充足，对胆固醇还可以进一步加以控制。

食物准备

1. 60 克小米和大米按 1∶6 的比例加约 360 毫升水，然后用带煮粥功能的电饭煲烹熟或者用炖锅煮制。

2. 市售豆腐干切丝备用，甜椒洗净切丝备用，莴笋洗净切丝备用，将上述三种丝放在一起，加葱、姜、蒜、辣椒末少许，淋烹调油（如香油、花椒油、辣椒油等）5 毫升，加盐 1 克或酱油 5 毫升调味。

3. 蚕豆（鲜）洗净，用水煮 10 分钟，捞出即可。

4. 鸡蛋带壳用水煮 5 分钟，去壳。

5. 梨洗净去皮，切块。

食材和烹调方法的可选项

1. 主食可以部分替换成薯类，使品种多样化。

2. 如果不习惯生吃，甜椒和莴笋可以汆水烫熟。

3. 豆腐干通常已经入盐，注意控制盐的用量。

4. 水果可以放在餐后的加餐中。

试吃体验

　　小米粥饭香扑鼻，凉拌三丝滋味丰富、开胃，嫩胡豆清香适口。

难度指数：★ ★

口感指数：★ ★ ★ ★

中餐

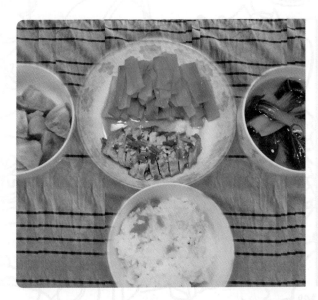

含量水平

能量：★★★★

脂肪：★★★★

钠：★★★★

膳食纤维：★★★

胆固醇：★★★★

食物名称	质量 （克）	能量 （千卡）	蛋白质 （克）	脂肪 （克）	碳水化合物 （克）	钠 （毫克）	膳食纤维 （克）	胆固醇 （毫克）
大米	60	208	4.4	0.5	46.7	2.3	0.4	0.0
红薯	40	36	0.4	0.1	8.9	10.3	0.6	0.0
小白菜	100	12	1.2	0.2	2.2	59.5	0.9	0.0
莴笋	150	13	0.9	0.1	2.6	33.9	0.6	0.0
桃子	100	41	0.8	0.1	10.5	4.9	1.1	0.0
鸡胸肉	120	160	23.3	6.0	3.0	41.3	0.0	98.4
烹调油	10	90	0.0	10.0	0.0	0.0	0.0	0.0
盐	2	0	0.0	0.0	0.0	786.2	0.0	0.0

营养成分表			
项目	一餐		占参考摄入量
能量	560	千卡	28%
蛋白质	31.0	克	52%
脂肪	17.0	克	28%
碳水化合物	73.9	克	25%
钠	938.4	毫克	47%
膳食纤维	3.6	克	14%
胆固醇	98.4	毫克	33%

中餐主食的总量相当于 70 克米面（40 克红薯相当于 10 克米面），蔬菜 250 克，水果 100 克，蛋白质食物 120 克。该餐有充足能量，约 560 千卡，含丰富的蛋白质，并很好地控制了脂肪和胆固醇，但膳食纤维含量偏低，对钠盐还可以进一步加以控制。

食物准备

1. 60 克大米按 1：（2～3）的比例加约 180 毫升水，再加入洗净切块的红薯，然后用电饭煲烹熟（也可以用蒸锅蒸熟）。

2. 小白菜洗净，放入烧开的水中继续煮 3～5 分钟，然后直接起锅。

3. 桃子去皮，切块。

4. 莴笋去皮，洗净，切片，放入开水里煮 3 分钟左右捞出备用；鸡胸肉洗净，用厨房用纸吸去水备用；置锅于火上，倒烹调油（如菜籽油）5 毫升，慢火煎鸡胸肉至两面金黄，取出，切块，和莴笋片一起摆盘，加葱、姜、蒜、辣椒末少许，淋烹调油（如香油、花椒油、辣椒油等）5 毫升，加盐 1 克或酱油 5 毫升。

食材和烹调方法的可选项

1. 可以尽量吃原味蔬菜，减少盐的摄入。

2. 鸡胸肉可以用鱼肉或者豆制品代替。

3. 也可以用煮、蒸、烤的方法替代油煎的做法。

4. 水果可以放在餐后加餐中。

试吃体验

红薯饭气味芬芳；煎鸡胸肉香气四溢，鲜美可口；莴笋和小白菜清香脆嫩。

难度指数：★★★

口感指数：★★★★

晚餐

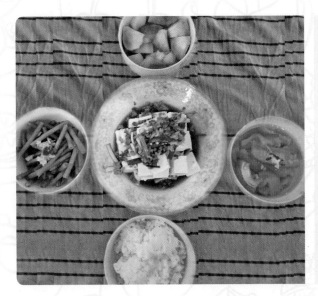

含量水平

能量：★★★★

脂肪：★★★★

钠：★★★★

膳食纤维：★★★

胆固醇：★★★

食物名称	质量 （克）	能量 （千卡）	蛋白质 （克）	脂肪 （克）	碳水化合物 （克）	钠 （毫克）	膳食纤维 （克）	胆固醇 （毫克）
大米	70	242	5.2	0.6	54.5	2.7	0.5	0.0
豆腐	200	114	12.4	5.0	5.2	6.2	0.4	0.0
豇豆	100	28	2.8	0.3	5.7	2.1	2.2	0.0
丝瓜	100	17	0.8	0.2	3.5	2.2	0.5	0.0
桃子	120	50	0.9	0.1	12.6	5.9	1.3	0.0
猪肉（瘦）	40	57	8.1	2.5	0.6	23.0	0.0	32.4
烹调油	10	90	0.0	10.0	0.0	0.0	0.0	0.0
盐	2	0	0.0	0.0	0.0	786.2	0.0	0.0

营养成分表			
项目	一餐		占参考摄入量
能量	598	千卡	30%
蛋白质	30.2	克	50%
脂肪	18.7	克	31%
碳水化合物	82.1	克	27%
钠	828.3	毫克	41%
膳食纤维	4.9	克	20%
胆固醇	32.4	毫克	11%

第十三天晚餐食谱解读

晚餐主食的总量相当于 70 克米面，蔬菜 200 克，水果 120 克，蛋白质食物 140 克（200 克豆腐相当于 100 克肉）。该餐有充足能量，约 598 千卡，含丰富的蛋白质，并很好地控制了脂肪和胆固醇，但膳食纤维含量偏低，对钠盐还可以进一步加以控制。

食物准备

1.70 克大米按 1 :（2～3）的比例加约 200 毫升水，然后用电饭煲烹熟（也可以用蒸锅蒸熟）。

2.豇豆折成节，洗净，放入开水里煮 3 分钟左右捞出，加葱、姜、蒜、辣椒末少许，淋烹调油（如香油、花椒油、辣椒油等）5 毫升，加盐 1 克。

3.丝瓜洗净切条，放入烧开的水中继续煮 3～5 分钟，然后直接起锅。

4.桃子去皮，切块。

5.瘦猪肉剁成肉末，待锅烧热后，加入烹调油（如菜籽油）5 毫升，将肉末倒入锅中翻炒至变色变干后捞出备用；将豆腐（嫩）切成小块，在锅中焯水后捞出摆盘，将炒好的肉末倒在豆腐上，加葱、姜、蒜、辣椒末少许，加盐 1 克或酱油 5 毫升调味。

食材和烹调方法的可选项

1. 用粗杂粮和薯类部分替换大米，以改变口味和增加膳食纤维。

2. 蔬菜和水果可以用其他应季果蔬替换。

3. 蔬菜可以尽量吃原味。

4. 水果可以放在餐后的加餐中。

试吃体验

　　凉拌肉末豆腐嫩滑，鲜美爽口；豇豆清香脆嫩；丝瓜汤清淡解渴。

难度指数：★★

口感指数：★★★★★

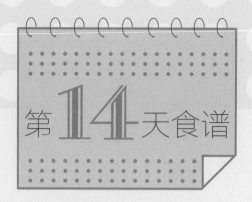

第14天食谱

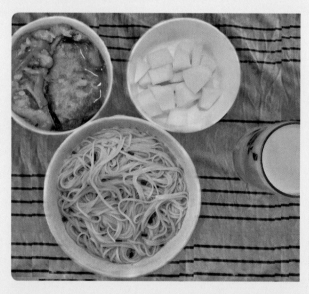

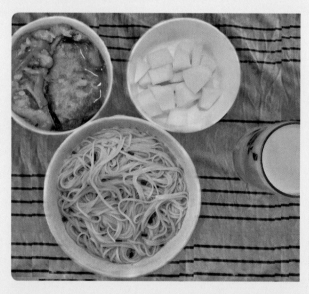

早餐

含量水平

能量：★★★

脂肪：★★★

钠：★★★★

膳食纤维：★★★

胆固醇：★★★★★

食物名称	质量 （克）	能量 （千卡）	蛋白质 （克）	脂肪 （克）	碳水化合物 （克）	钠 （毫克）	膳食纤维 （克）	胆固醇 （毫克）
挂面	70	242	7.2	0.4	52.9	129.1	0.5	0.0
丝瓜	150	25	1.2	0.2	5.2	3.2	0.7	0.0
哈密瓜	100	24	0.4	0.1	5.6	19.0	0.1	0.0
低脂牛奶	150	68	5.1	2.0	7.5	100.5	0.0	7.5
鸡蛋	50	63	5.9	3.9	1.2	57.9	0.0	264.0
烹调油	5	45	0.0	5.0	0.0	0.0	0.0	0.0
盐	1	0	0.0	0.0	0.0	393.1	0.0	0.0

营养成分表			
项目	一餐		占参考摄入量
能量	467	千卡	23%
蛋白质	19.8	克	33%
脂肪	11.6	克	19%
碳水化合物	72.4	克	24%
钠	702.8	毫克	35%
膳食纤维	1.3	克	6%
胆固醇	271.5	毫克	91%

第十四天早餐食谱解读

　　早餐主食的总量相当于 70 克米面，蔬菜 150 克，水果 100 克，蛋白质食物 50 克，低脂牛奶 1 杯（150 毫升）。该餐有较为充足能量，约 467 千卡，含丰富的蛋白质，并很好地控制了钠盐和脂肪，但膳食纤维含量偏低，对胆固醇还可以进一步加以控制。

食物准备

　　1. 挂面煮 5 分钟后，捞到碗里备用；丝瓜去皮，洗净切条，入水煮开 1~2 分钟，捞出备用；置炒锅于火上，锅热后放少许烹调油（如菜籽油），打入鸡蛋，两面翻煎变黄，取出。做好的面条、丝瓜和鸡蛋，加葱、姜、蒜、辣椒末少许，淋烹调油（如香油、花椒油、辣椒油等）5 毫升，加盐 1 克或酱油 5 毫升调味。

　　2. 哈密瓜去皮切块，约大半碗。

　　3. 取市售低脂牛奶 1 杯。

食材和烹调方法的可选项

1. 可以用薯类代替部分面条，以丰富食物种类和增加膳食纤维。
2. 挂面通常已经加盐，注意控制盐的用量。
3. 鸡蛋可以用其他做法，但需注意控油。
4. 水果可以放在餐后的加餐中。

试吃体验

面条滋味丰富，鸡蛋香气浓郁开胃。整餐饱腹感明显。

难度指数：★ ★

口感指数：★ ★ ★ ★

🕐 中餐

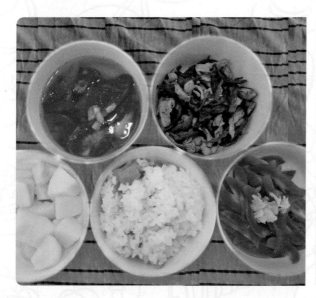

含量水平

能量：★★★★

脂肪：★★★★

钠：★★★★

膳食纤维：★★★

胆固醇：★★★

食物名称	质量（克）	能量（千卡）	蛋白质（克）	脂肪（克）	碳水化合物（克）	钠（毫克）	膳食纤维（克）	胆固醇（毫克）
大米	60	208	4.4	0.5	46.7	2.3	0.4	0.0
红薯	80	71	0.8	0.1	17.8	20.5	1.2	0.0
胡萝卜	100	42	1.4	0.2	9.9	24.3	1.3	0.0
番茄	100	18	0.9	0.2	3.9	4.8	0.5	0.0
辣椒	50	10	0.6	0.1	2.4	0.9	0.9	0.0
苹果	100	40	0.2	0.2	10.3	1.2	0.9	0.0
猪肉（瘦）	100	143	20.3	6.2	1.5	57.5	0.0	81.0
烹调油	10	90	0.0	10.0	0.0	0.0	0.0	0.0
盐	2	0	0.0	0.0	0.0	786.2	0.0	0.0

营养成分表			
项目	一餐		占参考摄入量
能量	622	千卡	31%
蛋白质	28.6	克	48%
脂肪	17.5	克	29%
碳水化合物	92.5	克	31%
钠	897.7	毫克	45%
膳食纤维	5.1	克	20%
胆固醇	81.0	毫克	27%

第
十
四
天
中
餐
食
谱
解
读

中餐主食的总量相当于 80 克米面（80 克红薯相当于 20 克米面），蔬菜 250 克，水果 100 克，蛋白质食物 100 克。该餐有充足能量，约 622 千卡，含丰富的蛋白质，并很好地控制了脂肪和胆固醇，但膳食纤维含量偏低，对钠盐还可以进一步加以控制。

食物准备

1. 60 克大米按 1 :（2 ~ 3）的比例加约 180 毫升水，再加入洗净切块的红薯，然后用电饭煲烹熟（也可以用蒸锅蒸熟）。

2. 胡萝卜洗净，切片，入锅煮 5 分钟后捞出，淋烹调油（如香油、花椒油、辣椒油等）5 毫升、酱油 5 毫升（含盐 1 克）调味。

3. 番茄洗净，去皮，切块煮 3 ~ 5 分钟至果肉软烂，然后起锅。

4. 苹果去皮，切块。

5. 辣椒洗净切段，瘦猪肉洗净切片。锅烧热后加入 5 毫升烹调油（如菜籽油），倒入猪肉翻炒至变色，加入切好的尖椒，翻炒至断生变软，起锅前加入盐 1 克或酱油 5 毫升，撒葱、姜、蒜末少许，混匀后出锅。

食材和烹调方法的可选项

1. 蔬菜和水果可以用其他应季果蔬替换。

2. 猪肉可以用其他肉或者豆制品代替。

3. 盐和其他调味料在起锅前再放入，这样味道更佳。

4. 水果可以放在餐后的加餐中。

试吃体验

辣椒肉丝干爽适口，胡萝卜清香怡人，西红柿汤酸爽适宜。整餐饱腹感明显。

难度指数：★ ★

口感指数：★ ★ ★ ★

晚餐 ∙∙∙∙∙∙∙∙∙∙∙∙∙∙∙∙∙∙∙∙∙∙∙∙∙∙∙∙∙∙∙∙∙∙∙∙∙∙

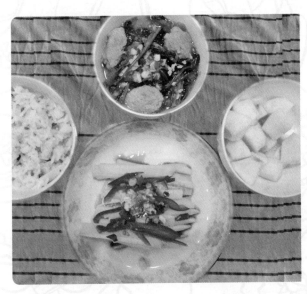

含量水平

能量：★ ★ ★ ★

脂肪：★ ★ ★ ★

钠：★ ★ ★ ★

膳食纤维：★ ★ ★ ★

胆固醇：★ ★ ★

食物名称	质量 （克）	能量 （千卡）	蛋白质 （克）	脂肪 （克）	碳水化合物 （克）	钠 （毫克）	膳食纤维 （克）	胆固醇 （毫克）
杂粮	70	242	5.2	0.6	54.5	2.1	2.8	0.0
黄瓜	100	14	0.7	0.2	2.7	4.5	0.5	0.0
空心菜	100	15	1.7	0.2	2.7	71.7	1.1	0.0
苹果	100	40	0.2	0.2	10.3	1.2	0.9	0.0
猪肉（瘦）	100	143	20.3	6.2	1.5	57.5	0.0	81.0
烹调油	10	90	0.0	10.0	0.0	0.0	0.0	0.0
盐	2	0	0.0	0.0	0.0	786.2	0.0	0.0

营养成分表			
项目	一餐		占参考摄入量
能量	544	千卡	27%
蛋白质	28.1	克	47%
脂肪	17.4	克	29%
碳水化合物	71.7	克	24%
钠	923.2	毫克	46%
膳食纤维	5.3	克	21%
胆固醇	81.0	毫克	27%

晚餐主食的总量相当于70克米面，蔬菜200克，水果100克，蛋白质食物100克。该餐有充足能量，约544千卡，含丰富的蛋白质，并很好地控制了脂肪和胆固醇，膳食纤维含量相对充足，对钠盐还可以进一步加以控制。

食物准备

1. 70克杂粮（大米中混匀少量的黑米、玉米糁、燕麦米）按1∶（2～3）的比例加约200毫升水，然后用电饭煲烹熟（也可以用蒸锅蒸熟）。

2. 黄瓜洗净去皮切块，加葱、姜、蒜、辣椒末少许，淋烹调油（如香油、花椒油、辣椒油等）5毫升，加盐1克或酱油5毫升调味。

3. 苹果去皮，切块。

4. 瘦猪肉剁成肉末备用；置锅于火上，待水开时，用小勺把肉末拨成肉丸下锅，煮5分钟，再放入处理好的空心菜煮3分钟，然后直接起锅装盘；最后加葱、姜、蒜、辣椒末少许，淋烹调油（如香油、花椒油、辣椒油等）5毫升，加盐1克或酱油5毫升调味。

食材和烹调方法的可选项

1. 主食的量可以酌情增减。

2. 猪肉可以用其他肉或者豆制品代替，并采用低油低盐加工方法。

3. 酱油、盐可以互换，或者用其他不含盐的辛香料和调味料代替盐。

4. 可以在餐后加牛奶或者坚果。

试吃体验

杂粮饭清香扑鼻；蔬菜丸子汤滋味丰富，鲜美爽口；凉拌黄瓜清香脆嫩。

难度指数：★★

口感指数：★★★★★

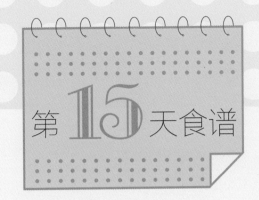

第15天食谱

⏰ 早餐

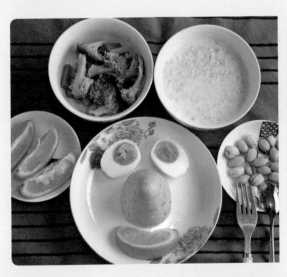

含量水平

能量：★★★★

脂肪：★★★★★

钠：★★★★

膳食纤维：★★★★★

胆固醇：★★★★★

食物名称	质量（克）	能量（千卡）	蛋白质（克）	脂肪（克）	碳水化合物（克）	钠（毫克）	膳食纤维（克）	胆固醇（毫克）
玉米面馒头	70	143	3.4	1.4	31.6	1.0	2.5	0.0
燕麦片	40	147	6.0	2.7	26.8	1.5	2.1	0.0
胡萝卜	50	21	0.7	0.1	4.9	12.2	0.6	0.0
西兰花	60	16	2.0	0.3	2.1	9.4	0.8	0.0
橙子	100	35	0.6	0.1	8.2	0.9	0.4	0.0
开心果	25	126	4.2	10.9	4.5	0.0	1.7	0.0
低脂牛奶	250	112	8.5	3.3	12.5	167.5	0.0	12.5
鸡蛋	50	63	5.9	3.9	1.2	57.9	0.0	264.0
烹调油	2	18	0.0	2.0	0.0	0.0	0.0	0.0
盐	1	0	0.0	0.0	0.0	393.1	0.0	0.0

尝试*30*天改变您的饮食和血压

营养成分表			
项目	一餐		占参考摄入量
能量	681	千卡	34%
蛋白质	31.3	克	52%
脂肪	24.7	克	41%
碳水化合物	91.8	克	31%
钠	643.5	毫克	32%
膳食纤维	8.1	克	33%
胆固醇	276.5	毫克	92%

第十五天早餐食谱解读

　　早餐主食的总量相当于 80 克米面（70 克馒头相当于 40 克米面，40 克燕麦片相当于同等质量的米面），蔬菜 110 克，水果 100 克，蛋白质食物 50 克，低脂牛奶 1 盒（250 毫升）和坚果 1 把（约 25 克）。该餐有充足能量，约 681 千卡，含丰富的蛋白质，并很好地控制了钠盐，膳食纤维含量充足。坚果增加的是健康油脂，可以接受。

食物准备

　　1. 玉米面馒头为市售成品。燕麦片倒入碗中（约 1/3 碗），倒入低脂牛奶 250 毫升，放入微波炉高火加热 1 分半钟即可。

　　2. 西兰花和胡萝卜洗净，切小，煮 3 分钟左右捞出，加葱、姜、蒜、辣椒末少许，淋烹调油（如香油、花椒油、辣椒油等）5 毫升，加盐 1 克或酱油 5 毫升调味。

　　3. 橙子去皮，切块。

　　4. 鸡蛋用水煮 5 分钟，去壳，切块。

　　5. 取开心果（原味）1 把。

食材和烹调方法的可选项

1. 蔬菜和水果可以用其他应季果蔬替换。

2. 鸡蛋可以用肉和豆制品替代，减少胆固醇摄入。

3. 尽量少放盐，尽量吃原味蔬菜。

4. 坚果、水果可以放在餐后的加餐中。

试吃体验

玉米面馒头清香可口；牛奶燕麦片奶香扑鼻；蔬菜淡淡蒜香，脆嫩可口。

难度指数：★

口感指数：★★★★

中餐

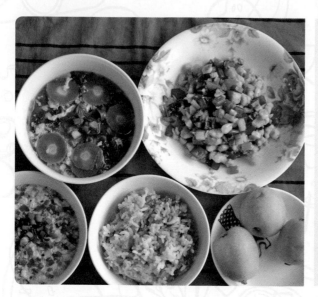

含量水平

能量：★ ★ ★ ★

脂肪：★ ★ ★ ★

钠：★ ★ ★ ★

膳食纤维：★ ★ ★ ★

胆固醇：★ ★ ★ ★ ★

食物名称	质量（克）	能量（千卡）	蛋白质（克）	脂肪（克）	碳水化合物（克）	钠（毫克）	膳食纤维（克）	胆固醇（毫克）
杂粮	80	277	5.9	0.6	62.3	2.4	3.2	0.0
豆腐	100	57	6.2	2.5	2.6	3.1	0.2	0.0
蔬菜什锦	200	30	2.6	0.2	5.6	100.1	1.4	0.0
枇杷	150	36	0.7	0.2	8.6	3.7	0.7	0.0
鸡胸肉	50	66	9.7	2.5	1.3	17.2	0.0	41.0
鸡蛋	50	63	5.9	3.9	1.2	57.9	0.0	264.0
烹调油	10	90	0.0	10.0	0.0	0.0	0.0	0.0
盐	2	0	0.0	0.0	0.0	786.2	0.0	0.0

营养成分表			
项目	一餐		占参考摄入量
能量	619	千卡	31%
蛋白质	31.0	克	52%
脂肪	19.9	克	33%
碳水化合物	81.6	克	27%
钠	970.6	毫克	49%
膳食纤维	5.5	克	22%
胆固醇	305.0	毫克	102%

第十五天中餐食谱解读

中餐主食的总量相当于80克米面，蔬菜200克，水果150克，蛋白质食物150克（100克豆腐相当于50克肉）。该餐有充足能量，约619千卡，含丰富的蛋白质，并很好地控制了脂肪，膳食纤维含量充足，对胆固醇和钠盐还可以进一步加以控制。

食物准备

1.80克杂粮（大米中掺入等量的玉米糁、燕麦米）按1：（2～3）的比例加约240毫升水，然后用电饭煲烹熟（也可以用蒸锅蒸熟）。

2.将豆腐捣碎，小白菜切碎后，倒入锅中加水翻炒，起锅前勾芡，加适量葱花调味。

3.甜椒、香菇、芹菜切丁，鸡胸肉切丁，加少许甜玉米粒用淀粉、料酒与鸡胸肉混合拌匀，待锅烧热后加入5毫升烹调油（如菜籽油），倒入鸡胸肉翻炒至鸡肉变色，盛出备用；再加5毫升烹调油（如菜籽油），炒熟其余配菜后，再加入鸡胸肉一起翻炒数下，出锅前加入蚝油5毫升（含1克盐）和葱、姜、蒜末少许调味。

4.胡萝卜切片备用。汤锅水烧开后放入芹菜叶与胡萝卜煮熟，鸡蛋打散后倒入锅中，待鸡蛋成蛋花状放入泡发好的紫菜少许，出锅，加盐少许。

5.枇杷洗净，装盘。

食材和烹调方法的可选项

1. 杂粮米不容易蒸熟，可以先浸泡或者预先煮制一下。

2. 蛋用其他肉或者豆制品代替，以控制脂肪和胆固醇。

3. 盐的用量可以根据口味减量。

试吃体验

　　食物颜色搭配不错，香味扑鼻，咸淡合适；水果分量适中，分量充足。整餐饱腹感明显。

难度指数：★ ★ ★ ★

口感指数：★ ★ ★ ★

晚餐 ···

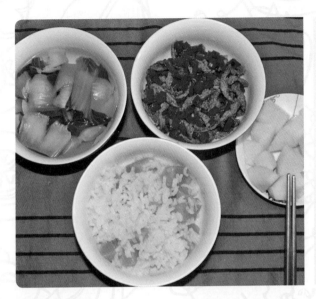

含量水平

能量：★★★

脂肪：★★★

钠：★★★

膳食纤维：★★★★

胆固醇：★★★

食物名称	质量 （克）	能量 （千卡）	蛋白质 （克）	脂肪 （克）	碳水化合物 （克）	钠 （毫克）	膳食纤维 （克）	胆固醇 （毫克）
大米	45	156	3.3	0.4	35.1	1.7	0.3	0.0
红薯	100	89	1.0	0.2	22.2	25.6	1.4	0.0
甜椒	120	22	1.0	0.2	5.3	3.2	1.4	0.0
小白菜	100	12	1.2	0.2	2.2	59.5	0.9	0.0
梨	100	36	0.3	0.2	10.9	1.7	2.5	0.0
牛肉（瘦）	70	74	14.1	1.6	0.8	37.5	0.0	40.6
烹调油	10	90	0.0	10.0	0.0	0.0	0.0	0.0
盐	1	0	0.0	0.0	0.0	393.1	0.0	0.0

营养成分表		
项目	一餐	占参考摄入量
能量	479 千卡	24%
蛋白质	20.9 克	35%
脂肪	12.8 克	21%
碳水化合物	76.5 克	26%
钠	522.3 毫克	26%
膳食纤维	6.5 克	26%
胆固醇	40.6 毫克	14%

晚餐主食的总量相当于 70 克米面（100 克红薯相当于 25 克米面），蔬菜 220 克，水果 100 克，蛋白质食物 50 克。该餐有充足能量，约 479 千卡，含丰富的蛋白质，并很好地控制了钠盐、脂肪和胆固醇，膳食纤维含量相对充足。

食物准备

1. 45 克大米按 1：（2～3）的比例加约 130 毫升水，再加入洗净切块的红薯，然后用电饭煲烹熟（也可以用蒸锅蒸熟）。

2. 小白菜洗净，掰成段，煮 3～5 分钟断生，然后起锅。

3. 梨去皮，切块。

4. 甜椒洗净切丝，瘦牛肉洗净切丝。锅烧热后加入 10 毫升烹调油（如菜籽油），倒入牛肉翻炒至变色，起锅或者置于锅边备用；调小火力，下甜椒，炒至断生，混入肉丝，加盐 1 克，撒葱、姜、蒜末少许，混匀后出锅。

 食材和烹调方法的可选项

1. 主食的量可以酌情增减。

2. 牛肉可以用其他肉或者豆制品替代。

3. 盐最好在起锅前放入，这样味道更佳。

4. 水果可以放在餐后的加餐中。

试吃体验

小白菜清香可口；甜椒微酸很配牛肉丝，有嚼头、有味道；红薯饭芬芳可口。整餐饱腹感明显。

难度指数：★★

口感指数：★★★★

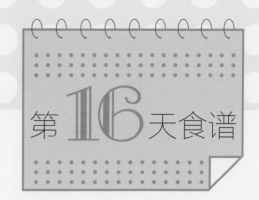

第16天食谱

⏰ 早餐

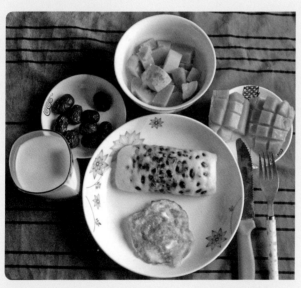

含量水平

能量：★★★★

脂肪：★★★

钠：★★★★

膳食纤维：★★★★

胆固醇：★★★★★

食物名称	质量（克）	能量（千卡）	蛋白质（克）	脂肪（克）	碳水化合物（克）	钠（毫克）	膳食纤维（克）	胆固醇（毫克）
杂粮馒头	100	205	4.9	2.0	45.1	1.4	3.4	0.0
红薯	60	53	0.6	0.1	13.3	15.4	0.9	0.0
嫩南瓜	100	19	0.6	0.1	4.5	0.7	0.7	0.0
干枣	25	53	0.6	0.1	13.6	1.2	1.2	0.0
杞果	100	19	0.4	0.1	5.0	1.7	0.8	0.0
低脂牛奶	250	112	8.5	3.3	12.5	167.5	0.0	12.5
鸡蛋	50	63	5.9	3.9	1.2	57.9	0.0	264.0
烹调油	5	45	0.0	5.0	0.0	0.0	0.0	0.0
盐	1	0	0.0	0.0	0.0	393.1	0.0	0.0

营养成分表			
项目	一餐		占参考摄入量
能量	569	千卡	28%
蛋白质	21.5	克	36%
脂肪	14.6	克	24%
碳水化合物	95.2	克	32%
钠	638.9	毫克	32%
膳食纤维	7.0	克	28%
胆固醇	276.5	毫克	92%

第十八天早餐食谱解读

早餐主食的总量相当于 75 克米面（100 克馒头相当于 60 克米面，60 克红薯相当于 15 克米面），蔬菜 100 克，水果 200 克（25 克干枣相当于 100 克鲜枣），蛋白质食物 50 克，低脂牛奶 1 盒（250 毫升）。该餐有充足能量，约 569 千卡，含丰富的蛋白质，并很好地控制了钠盐和脂肪，膳食纤维含量充足，对胆固醇还可以进一步加以控制。

食物准备

1. 杂粮馒头为市售成品。

2. 红薯洗净切块，嫩南瓜洗净切块，加水煮 5 分钟，起锅。

3. 枇果半个，划口切块；干枣 1 把。

4. 置煎锅于火上，放入烹调油（如菜籽油）5 毫升，油热后，打入鸡蛋，小火煎至两面发黄出锅，撒上盐少许。

5. 市售低脂牛奶 1 盒。

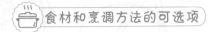 食材和烹调方法的可选项

1. 主食的量可以酌情增减。

2. 蔬菜尽量吃原味，也可以用少许油盐调味，但要控制用量。

3. 煎鸡蛋时控制用油量，可以水煮或者做成蒸蛋。

4. 干果、水果可以放在餐后的加餐中。

试吃体验

红薯南瓜清香；煎蛋油香、焦香诱人。整餐饱腹感明显。

难度指数：★

口感指数：★★★★

尝试*30*天改变您的饮食和血压

 中餐 ··

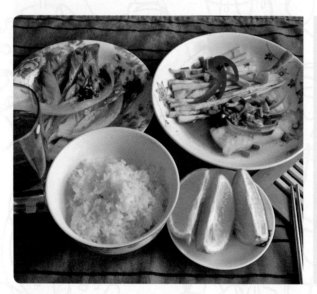

含量水平

能量：★★★

脂肪：★★★

钠：★★★★

膳食纤维：★★★

胆固醇：★★★

食物名称	质量 （克）	能量 （千卡）	蛋白质 （克）	脂肪 （克）	碳水化合物 （克）	钠 （毫克）	膳食纤维 （克）	胆固醇 （毫克）
大米	80	277	5.9	0.6	62.3	3.0	0.6	0.0
生菜	100	12	1.2	0.3	1.9	30.8	0.7	0.0
茭白	50	9	0.4	0.1	2.2	2.1	0.7	0.0
橙子	120	42	0.7	0.2	9.9	1.1	0.5	0.0
巴沙鱼	70	47	7.9	1.7	0.0	22.6	0.0	74.2
烹调油	10	90	0.0	10.0	0.0	0.0	0.0	0.0
盐	2	0	0.0	0.0	0.0	786.2	0.0	0.0

营养成分表			
项目	一餐		占参考摄入量
能量	477	千卡	24%
蛋白质	16.1	克	27%
脂肪	12.9	克	21%
碳水化合物	76.3	克	25%
钠	845.8	毫克	42%
膳食纤维	2.5	克	10%
胆固醇	74.2	毫克	25%

第十八天中餐食谱解读

中餐主食的总量相当于 80 克米面，蔬菜 150 克，水果 120 克，蛋白质食物 70 克。该餐有充足能量，约 477 千卡，含足量的蛋白质，并很好地控制了脂肪和胆固醇，但膳食纤维含量偏低，对钠盐还可以进一步加以控制。

食物准备

1.80 克大米按 1 :（2～3）的比例加约 240 毫升水，然后用电饭煲烹熟（也可以用蒸锅蒸熟）。

2.生菜洗净，下水煮 3 分钟捞出，加葱、姜、蒜、辣椒末少许，淋烹调油（如香油、花椒油、辣椒油等）5 毫升，加盐 1 克或酱油 5 毫升调味。

3.橙子切块。

4.将巴沙鱼解冻，洗净，用少量料酒涂抹，然后放入锅中蒸熟 15 分钟后取出备用；茭白洗净撕成条，下水煮 5 分钟后捞出，放入鱼盘里，加葱、姜、蒜、辣椒末少许，淋烹调油（如香油、花椒油、辣椒油等）5 毫升，加盐 1 克或酱油 5 毫升调味。

5.白开水一杯。

食材和烹调方法的可选项

1. 可用粗杂粮和薯类部分替换大米，以改变口味和增加膳食纤维。
2. 蔬菜和水果的量可以酌情增加，以增加膳食纤维。
3. 蔬菜还可以吃原味，以帮助控盐。
4. 水果可以放在餐后的加餐中。

试吃体验

　　巴沙鱼香嫩可口；茭白适口性好，味道芬芳；生菜脆嫩可口。

难度指数：★ ★

口感指数：★ ★ ★ ★ ★

晚餐

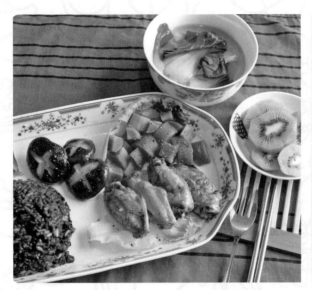

含量水平

能量：★★★★

脂肪：★★★★

钠：★★★★

膳食纤维：★★★★

胆固醇：★★★★

食物名称	质量 （克）	能量 （千卡）	蛋白质 （克）	脂肪 （克）	碳水化合物 （克）	钠 （毫克）	膳食纤维 （克）	胆固醇 （毫克）
大米	40	138	3.0	0.3	31.2	1.5	0.3	0.0
黑米	20	67	1.9	0.5	14.4	1.4	0.8	0.0
胡萝卜	80	33	1.1	0.2	7.9	19.5	1.0	0.0
小白菜	60	7	0.7	0.1	1.3	35.7	0.5	0.0
香菇（鲜）	50	10	1.1	0.2	2.6	0.7	1.6	0.0
猕猴桃	100	46	0.7	0.5	12.0	8.3	2.2	0.0
鸡翅	150	201	18.0	12.2	4.8	52.6	0.0	117.0
烹调油	5	45	0.0	5.0	0.0	0.0	0.0	0.0
盐	2	0	0.0	0.0	0.0	786.2	0.0	0.0

尝试 *30* 天改变您的饮食和血压——手把手饮食指导业余饮食

营养成分表			
项目	一餐		占参考摄入量
能量	547	千卡	27%
蛋白质	26.5	克	44%
脂肪	19.0	克	32%
碳水化合物	74.2	克	25%
钠	905.9	毫克	45%
膳食纤维	6.4	克	26%
胆固醇	117.0	毫克	39%

第十六天晚餐食谱解读

晚餐主食的总量相当于 60 克米面（20 克黑米相当于同等质量的米面），蔬菜 190 克，水果 100 克，蛋白质食物 100 克（150 克鸡翅去骨后的质量）。该餐有充足能量，约 547 千卡，含丰富的蛋白质，并很好地控制了脂肪，膳食纤维含量充足，对胆固醇和钠盐还可以进一步加以控制。

食物准备

1. 60 克大米和黑米按 1 :（2 ~ 3）的比例加约 180 毫升水，然后用电饭煲烹熟（也可以用蒸锅蒸熟），盛入碗里定型，扣于盘中。

2. 小白菜洗净，掰成段，煮 3 ~ 5 分钟断生，然后起锅。

3. 香菇洗净后放入水中煮 5 分钟后捞出摆盘；胡萝卜洗净切块，煮 10 分钟捞出摆盘；加烹调油（如香油、花椒油、辣椒油等）5 毫升，加盐 1 克或酱油 5 毫升调味。

4. 鸡翅洗净，煮熟后捞出，用厨房用纸吸干水分，放入锡箔内，入烤箱中烤 15 分钟待鸡翅表面略微焦黄后取出，涂抹耗油（约 5 毫升）摆盘；撒上胡椒粉等调味。

5. 猕猴桃去皮切块。

食材和烹调方法的可选项

1. 黑米最好提前泡制和煮制，这样更容易煮烂，口感更好。

2. 主食可用薯类如土豆代替，配烤鸡翅更适宜。

3. 烤肉时，可以用不含盐的辛香料和调味料代替盐。

4. 水果可以放在餐后的加餐中。

试吃体验

　　烤鸡翅气味宜人，滋味诱人；黑米饭芬芳可口；胡萝卜微甜适口；小白菜汤清香解腻。

难度指数：★ ★ ★

口感指数：★ ★ ★ ★ ★

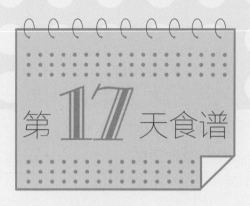

第17天食谱

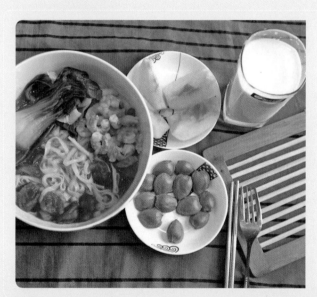

含量水平

能量：★★★★

脂肪：★★★★

钠：★★★★

膳食纤维：★★★★

胆固醇：★★★

食物名称	质量（克）	能量（千卡）	蛋白质（克）	脂肪（克）	碳水化合物（克）	钠（毫克）	膳食纤维（克）	胆固醇（毫克）
挂面	75	260	7.7	0.4	56.7	138.4	0.5	0.0
番茄	120	22	1.0	0.2	4.7	5.8	0.6	0.0
小白菜	60	7	0.7	0.1	1.3	35.7	0.5	0.0
苹果	120	47	0.2	0.2	12.3	1.5	1.1	0.0
杏仁	20	112	4.5	9.1	4.8	1.7	1.6	0.0
低脂牛奶	250	112	8.5	3.3	12.5	167.5	0.0	12.5
虾仁	50	29	6.0	0.1	1.0	67.9	0.0	44.2
烹调油	5	45	0.0	5.0	0.0	0.0	0.0	0.0
盐	1	0	0.0	0.0	0.0	393.1	0.0	0.0

营养成分表			
项目	一餐		占参考摄入量
能量	634	千卡	32%
蛋白质	28.6	克	48%
脂肪	18.4	克	31%
碳水化合物	93.3	克	31%
钠	811.6	毫克	41%
膳食纤维	4.3	克	17%
胆固醇	56.7	毫克	19%

第十七天早餐食谱解读

　　早餐主食的总量相当于 75 克米面（75 克面条相当于同等质量的米面），蔬菜 180 克，水果 120 克，蛋白质食物 50 克，低脂牛奶 1 盒（250 毫升），坚果 1 把（约 20 克）。该餐有充足能量，约 634 千卡，含丰富的蛋白质，并很好地控制了钠盐、脂肪和胆固醇，膳食纤维含量相对充足。

食物准备

　　1. 挂面入水煮 5 分钟后，捞出到碗里；虾仁解冻，洗净，煮熟后捞出，放入面条中；小白菜洗净，放入水中煮 3 分钟捞出，放入盛面条的碗中；番茄洗净，切成小块备用；将锅烧热后，加入烹调油（如菜籽油）3 毫升，倒入番茄翻炒至出汁，放入面条中；再加葱、姜、蒜、辣椒末少许，淋烹调油（如香油、花椒油、辣椒油等）2 毫升，加盐 1 克或酱油 5 毫升调味。

　　2. 苹果去皮，切块。

　　3. 市售低脂牛奶 1 盒。

　　4. 取杏仁（原味）1 把。

食材和烹调方法的可选项

1. 挂面可以用薯类或者其他制品部分代替。

2. 加工产品挂面通常含盐，要减少盐的用量。

3. 虾仁可以用其他肉、蛋替换。

4. 牛奶、水果和坚果可以放在餐后加餐中。

 试吃体验

　　　面条滋味丰富、鲜美，小白菜清脆，虾仁爽口。整餐饱腹感明显。

难度指数：★ ★

口感指数：★ ★ ★ ★

中餐

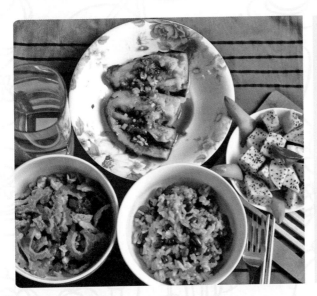

含量水平

能量：★★★★

脂肪：★★★★

钠：★★★★

膳食纤维：★★★★

胆固醇：★★★

食物名称	质量（克）	能量（千卡）	蛋白质（克）	脂肪（克）	碳水化合物（克）	钠（毫克）	膳食纤维（克）	胆固醇（毫克）
大米	50	173	3.7	0.4	39.0	1.9	0.3	0.0
红豆	30	93	6.1	0.2	19.0	0.7	2.3	0.0
茄子	100	20	1.0	0.2	4.6	5.0	1.2	0.0
甜椒	30	5	0.2	0.0	1.3	0.8	0.3	0.0
苦瓜	70	11	0.6	0.1	2.8	1.4	0.8	0.0
火龙果	100	35	0.8	0.1	9.2	0.0	1.4	0.0
猪肉（瘦）	80	114	16.2	5.0	1.2	46.0	0.0	64.8
烹调油	10	90	0.0	10.0	0.0	0.0	0.0	0.0
盐	2	0	0.0	0.0	0.0	786.2	0.0	0.0

营养成分表		
项目	一餐	占参考摄入量
能量	541 千卡	27%
蛋白质	28.6 克	48%
脂肪	16.0 克	27%
碳水化合物	77.1 克	26%
钠	842.0 毫克	42%
膳食纤维	6.3 克	26%
胆固醇	64.8 毫克	22%

第十七天中餐食谱解读

中餐主食的总量相当于 80 克米面（30 克红豆相当于同等质量的米面），蔬菜 200 克，水果 100 克，蛋白质食物 80 克。该餐有充足能量，约 541 千卡，含丰富的蛋白质，并很好地控制了脂肪和胆固醇，膳食纤维含量相对充足，对钠盐还可以进一步加以控制。

食物准备

1. 80 克的大米和红豆按 1：（2～3）的比例加约 240 毫升水，然后用电饭煲煮熟（也可以用蒸锅蒸熟）。

2. 茄子洗净，放入锅中蒸 10 分钟，熟后取出，撕开，加葱、姜、蒜、辣椒末少许，淋烹调油（如香油、花椒油、辣椒油等）3 毫升，再加盐 1 克或酱油 5 毫升调味。

3. 火龙果，去皮切块。

4. 苦瓜洗净切片，瘦猪肉切丝。锅烧热后，倒入烹调油（如菜籽油）7 毫升，倒入猪肉丝翻炒至变色，再倒入苦瓜，炒至断生，加盐 1 克，再加葱、姜、蒜和甜椒末少许，全部混匀后出锅。

5. 白水一杯。

食材和烹调方法的可选项

1. 红豆最好提前泡制和煮制，这样更容易煮烂，口感更好。

2. 蔬菜和水果可以用其他应季果蔬替换。

3. 猪肉可以用其他肉或者豆制品代替。

4. 水果可以放在餐后的加餐中。

试吃体验

红豆杂粮饭豆香扑鼻，苦瓜肉丝滋味丰富，蒜拌茄子清香适口。

难度指数：★★

口感指数：★★★★

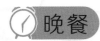 晚餐 •

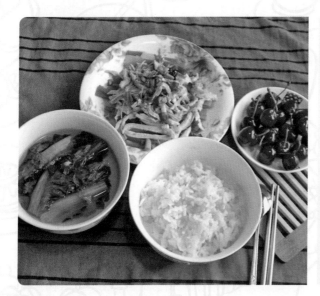

含量水平

能量：★ ★ ★ ★

脂肪：★ ★ ★ ★

钠：★ ★ ★ ★

膳食纤维：★ ★ ★

胆固醇：★ ★ ★ ★

食物名称	质量 （克）	能量 （千卡）	蛋白质 （克）	脂肪 （克）	碳水化合物 （克）	钠 （毫克）	膳食纤维 （克）	胆固醇 （毫克）
大米	40	138	3.0	0.3	31.2	1.5	0.3	0.0
玉米糁	30	104	2.4	0.9	22.7	0.5	1.1	0.0
胡萝卜	50	18	0.5	0.1	4.2	34.3	0.5	0.0
黄瓜	80	11	0.6	0.1	2.1	3.6	0.4	0.0
莜麦菜	80	10	0.9	0.3	1.4	51.8	0.4	0.0
樱桃	100	37	0.9	0.2	8.2	6.4	0.2	0.0
鸡胸肉	120	160	23.3	6.0	3.0	41.3	0.0	98.4
烹调油	10	90	0.0	10.0	0.0	0.0	0.0	0.0
盐	2	0	0.0	0.0	0.0	786.2	0.0	0.0

营养成分表			
项目	一餐		占参考摄入量
能量	568	千卡	28%
蛋白质	31.6	克	52%
脂肪	17.9	克	30%
碳水化合物	72.8	克	24%
钠	925.6	毫克	46%
膳食纤维	2.9	克	12%
胆固醇	98.4	毫克	33%

第十七天晚餐食谱解读

晚餐主食的总量相当于 70 克米面（30 克玉米糁相当于同等质量的米面），蔬菜 210 克，水果 100 克，蛋白质食物 120 克。该餐有充足能量，约 568 千卡，含丰富的蛋白质，并很好地控制了脂肪和胆固醇，但膳食纤维含量偏低，对钠盐还可以进一步加以控制。

食物准备

1. 70 克的大米和玉米糁按 1 ：（2 ~ 3）的比例加约 200 毫升水，然后用电饭煲烹熟（也可以用蒸锅蒸熟）。

2. 莜麦菜洗净，入水煮 3 ~ 5 分钟，然后直接起锅。

3. 黄瓜洗净切片，胡萝卜洗净切片，入水煮 5 分钟捞出，铺盘备用。鸡胸肉洗净，入水煮至肉色变白，挤压无血水，捞出，撕成条状，放在蔬菜盘里，加葱、姜、蒜、辣椒末少许，淋烹调油（如香油、花椒油、辣椒油等）10 毫升，加盐 2 克或酱油 10 毫升调味。

4. 樱桃洗净，装盘。

食材和烹调方法的可选项

1. 玉米糁最好提前泡制和煮制，这样更容易煮烂，口感更好。

2. 蔬菜和水果可以用其他应季果蔬替换。

3. 鸡胸肉可以用其他肉制品代替。

4. 蔬菜尽量吃原味，也可以用少许油盐调味。

试吃体验

杂粮饭清香扑鼻；凉拌蔬菜鸡丝色泽丰富，爽口；白水莜麦菜口感清爽。

难度指数：★ ★

口感指数：★ ★ ★ ★

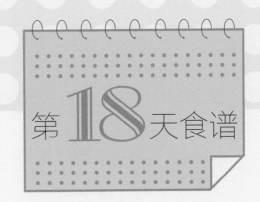

第18天食谱

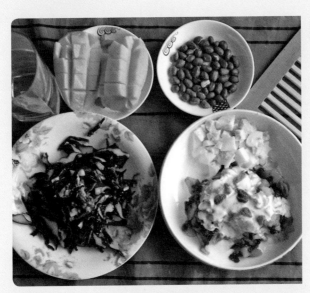

含量水平

能量：★★★★
脂肪：★★★★★
钠：★★★
膳食纤维：★★★★
胆固醇：★★★★★

食物名称	质量（克）	能量（千卡）	蛋白质（克）	脂肪（克）	碳水化合物（克）	钠（毫克）	膳食纤维（克）	胆固醇（毫克）
紫薯	110	98	1.1	0.2	24.5	28.2	1.6	0.0
紫甘蓝	100	19	1.3	0.2	4.0	23.4	0.9	0.0
山药	130	60	2.1	0.2	13.4	20.1	0.9	0.0
杧果	100	19	0.4	0.1	5.0	1.7	0.8	0.0
花生仁	25	141	6.2	11.1	5.4	0.9	1.4	0.0
酸奶	160	115	4.0	4.3	14.9	63.7	0.0	24.0
鸡蛋	50	63	5.9	3.9	1.2	57.9	0.0	264.0
烹调油	5	45	0.0	5.0	0.0	0.0	0.0	0.0
盐	1	0	0.0	0.0	0.0	393.1	0.0	0.0

营养成分表			
项目	一餐		占参考摄入量
能量	560	千卡	28%
蛋白质	21.0	克	35%
脂肪	25.0	克	42%
碳水化合物	68.4	克	23%
钠	589.0	毫克	29%
膳食纤维	5.6	克	22%
胆固醇	288.0	毫克	96%

第十八天早餐食谱解读

早餐主食的总量相当于 55 克米面（110 克紫薯相当于 25 克米面，130 克山药相当于 30 克米面），蔬菜 100 克，水果 100 克，蛋白质食物 50 克，酸奶 1 盒（160 毫升）和坚果 1 把（约 25 克）。该餐有充足能量，约 560 千卡，含丰富的蛋白质，并很好地控制了钠盐，膳食纤维含量充足，对胆固醇的摄入还可以进一步加以控制。坚果增加的是健康油脂，可以接受。

食物准备

1. 紫薯和山药去皮洗净切块煮 15 分钟，捞出用勺子压成泥状；鸡蛋带壳煮熟切块，放在一起淋上酸奶（还可以撒上几颗葡萄干作为装饰点缀）。

2. 紫甘蓝洗净切丝，放入烧开的水中煮 3 分钟，捞出，加葱、姜、蒜、辣椒末少许，淋烹调油（如香油、花椒油、辣椒油等）5 毫升，加盐 1 克或酱油 5 毫升调味。

3. 柠果，划口切块。

4. 花生仁（生）放入微波炉加热 2 分钟，变酥脆后取出。

5. 白开水一杯。

食材和烹调方法的可选项

1. 可以用米、面部分替代薯类，以减少食物体积。
2. 蔬菜和水果可以用其他应季蔬果替换。
3. 紫薯山药泥借助食物料理机加工更省事。
4. 坚果、水果可以放在餐后的加餐中。

试吃体验

　　酸奶紫薯山药泥口感淡甜微酸，凉拌紫甘蓝清香适口。整餐饱腹感明显，对控制体重有好处。

难度指数：★★★

口感指数：★★★

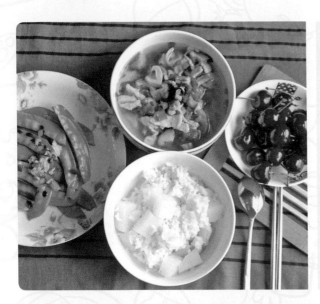

含量水平

能量：★★★★
脂肪：★★★★
钠：★★★★
膳食纤维：★★★
胆固醇：★★★

食物名称	质量（克）	能量（千卡）	蛋白质（克）	脂肪（克）	碳水化合物（克）	钠（毫克）	膳食纤维（克）	胆固醇（毫克）
大米	55	190	4.1	0.4	42.8	2.1	0.4	0.0
马铃薯	90	64	1.7	0.2	14.6	2.3	0.6	0.0
豌豆荚	50	22	1.6	0.1	4.5	0.3	0.6	0.0
番茄	100	18	0.9	0.2	3.9	4.8	0.5	0.0
香菇（鲜）	50	10	1.1	0.2	2.6	0.7	1.6	0.0
樱桃	100	37	0.9	0.2	8.2	6.4	0.2	0.0
猪肉（瘦）	80	114	16.2	5.0	1.2	46.0	0.0	64.8
烹调油	10	90	0.0	10.0	0.0	0.0	0.0	0.0
盐	2	0	0.0	0.0	0.0	786.2	0.0	0.0

营养成分表		
项目	一餐	占参考摄入量
能量	545	千卡	27%
蛋白质	26.5	克	44%
脂肪	16.3	克	27%
碳水化合物	77.8	克	26%
钠	848.8	毫克	42%
膳食纤维	3.9	克	16%
胆固醇	64.8	毫克	22%

中餐主食的总量相当于 75 克米面（90 克马铃薯相当于 20 克米面），蔬菜 200 克，水果 100 克，蛋白质食物 80 克。该餐有充足能量，约 545 千卡，含丰富的蛋白质，并很好地控制了脂肪和胆固醇，但膳食纤维含量偏低，对胆固醇和钠盐还可以进一步加以控制。

食物准备

1. 55 克大米按 1 :（2～3）的比例加约 150 毫升水，再加入洗净切块的马铃薯（土豆），然后用电饭煲烹熟（也可以用蒸锅蒸熟）。

2. 豌豆荚洗净，放入烧开的水中煮 3～5 分钟，起锅，加葱、姜、蒜、辣椒末少许，淋烹调油（如香油、花椒油、辣椒油等）5 毫升，加盐 1 克或酱油 5 毫升调味。

3. 樱桃洗净，装盘。

4. 瘦猪肉洗净，切片备用；番茄、香菇洗净，切块，放入锅中煮 5 分钟，倒入肉片，待肉片变色后，盛出，加葱、姜、蒜、辣椒末少许，淋烹调油（如香油、花椒油、辣椒油等）5 毫升，加盐 1 克或酱油 5 毫升调味。

食材和烹调方法的可选项

1. 主食的量可以因人而异，酌情增减。

2. 蔬菜和水果可以用其他应季果蔬替换。

3. 猪肉可以用鸡肉、鱼肉或者豆制品代替。

4. 尽量少放盐，蔬菜可以吃原味。

试吃体验

马铃薯饭有特殊的芬芳，肉片汤味道也很适中，豌豆荚清脆可口。

难度指数：★ ★

口感指数：★ ★ ★

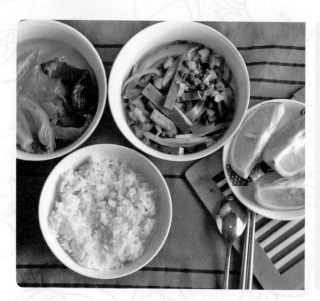

含量水平

能量：★ ★ ★ ★

脂肪：★ ★ ★ ★

钠：★ ★ ★ ★

膳食纤维：★ ★ ★

胆固醇：★ ★ ★

食物名称	质量（克）	能量（千卡）	蛋白质（克）	脂肪（克）	碳水化合物（克）	钠（毫克）	膳食纤维（克）	胆固醇（毫克）
大米	75	260	5.6	0.6	58.4	2.8	0.5	0.0
豆腐干	50	76	7.9	3.9	2.5	117.1	0.4	0.0
甜椒	30	5	0.2	0.0	1.3	0.8	0.3	0.0
洋葱	50	18	0.5	0.1	4.1	2.0	0.4	0.0
生菜	70	9	0.9	0.2	1.3	21.6	0.5	0.0
橙子	100	35	0.6	0.1	8.2	0.9	0.4	0.0
牛肉（瘦）	45	48	9.1	1.0	0.5	24.1	0.0	26.1
烹调油	10	90	0.0	10.0	0.0	0.0	0.0	0.0
盐	2	0	0.0	0.0	0.0	786.2	0.0	0.0

营养成分表		
项目	一餐	占参考摄入量
能量	541	千卡	27%
蛋白质	24.8	克	41%
脂肪	15.9	克	27%
碳水化合物	76.3	克	25%
钠	955.5	毫克	48%
膳食纤维	2.5	克	10%
胆固醇	26.1	毫克	9%

第十八天晚餐食谱解读

晚餐主食的总量相当于75克米面，蔬菜150克，水果100克，蛋白质食物95克（50克的豆腐干等于50克肉）。该餐有充足能量，约541千卡，含丰富的蛋白质，并很好地控制了脂肪和胆固醇，但膳食纤维含量偏低，对钠盐还可以进一步加以控制。

食物准备

1. 75克大米按1∶（2～3）的比例加约200毫升水，然后用电饭煲烹熟（也可以用蒸锅蒸熟）。

2. 生菜洗净，掰成片，下水煮3分钟，然后起锅。

3. 橙子去皮，切块。

4. 洋葱洗净切丝，甜椒洗净切粒，豆腐干切条，牛肉（瘦）切粒备用；锅烧热后，加入一勺烹调油（如菜籽油）10毫升，将切好的牛肉粒放入锅中翻炒至变色，加洋葱单独炒3分钟，洋葱断生后加入切好的豆干和甜椒再翻炒2分钟，出锅前加入盐2克或酱油10毫升，再加入蒜泥、姜片等调味。

食材和烹调方法的可选项

1. 可以用粗杂粮和薯类部分替换大米，以改变口味和增加膳食纤维。

2. 蔬菜和水果的量可以酌情增加，以增加膳食纤维。

3. 豆腐干含盐，烹调时应该减少用盐。

4. 水果可以放在餐后的加餐中。

试吃体验

豆腐干牛肉软硬适中，适口性好，芬芳可口；水煮生菜清香芬芳滋润。

难度指数：★ ★

口感指数：★ ★ ★ ★ ★

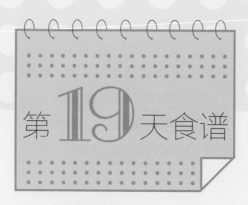

第19天食谱

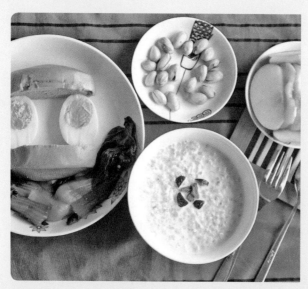

含量水平

能量：★★★★
脂肪：★★★★★
钠：★★★★
膳食纤维：★★★★★
胆固醇：★★★★★

食物名称	质量 （克）	能量 （千卡）	蛋白质 （克）	脂肪 （克）	碳水化合物 （克）	钠 （毫克）	膳食纤维 （克）	胆固醇 （毫克）
杂粮馒头	75	153	3.6	1.5	33.8	1.0	2.5	0.0
燕麦片	35	128	5.3	2.3	23.4	1.3	1.9	0.0
小白菜	100	12	1.2	0.2	2.2	59.5	0.9	0.0
苹果	100	40	0.2	0.2	10.3	1.2	0.9	0.0
开心果	20	101	3.4	8.7	3.6	0.0	1.3	0.0
低脂牛奶	250	112	8.5	3.3	12.5	167.5	0.0	12.5
鸡蛋	50	63	5.9	3.9	1.2	57.9	0.0	264.0
烹调油	5	45	0.0	5.0	0.0	0.0	0.0	0.0
盐	1	0	0.0	0.0	0.0	393.1	0.0	0.0

营养成分表			
项目	一餐		占参考摄入量
能量	654	千卡	33%
蛋白质	28.1	克	47%
脂肪	25.1	克	42%
碳水化合物	87.0	克	29%
钠	681.5	毫克	34%
膳食纤维	7.5	克	30%
胆固醇	276.5	毫克	92%

第十九天早餐食谱解读

早餐主食的总量相当于 80 克米面（75 克杂粮馒头相当于 45 克米面，35 克燕麦片相当于同等质量的米面），蔬菜 100 克，水果 100 克，蛋白质食物 50 克，低脂牛奶 1 盒（250 毫升）和坚果 1 把（约 20 克）。该餐有充足能量，约 654 千卡，含丰富的蛋白质，膳食纤维含量充足，对胆固醇和钠盐还可以进一步加以控制。坚果增加的是健康油脂，可以接受。

食物准备

1. 杂粮馒头为市售成品；燕麦片倒入碗中（约 2/3 碗），倒入低脂牛奶 250 毫升，放入微波炉高火加热 1 分半钟即可。

2. 小白菜洗净，切开，煮 3 分钟左右后加葱、姜、蒜、辣椒末少许，淋烹调油（如香油、花椒油、辣椒油等）5 毫升，加盐 1 克或酱油 5 毫升调味。

3. 苹果去皮，切块。

4. 鸡蛋带壳用水煮 5 分钟，去壳，切开。

5. 开心果（原味）1 把。

食材和烹调方法的可选项

1. 蔬菜和水果可以用其他应季果蔬替换。

2. 鸡蛋可以用肉或者豆制品替代，减少胆固醇摄入。

3. 尽量少放盐，蔬菜可以吃原味。

4. 坚果、水果可以放在餐后的加餐中。

试吃体验

　　牛奶燕麦片香醇，柔软可口；凉拌小白菜散发淡淡蒜香，脆嫩可口。

难度指数：★

口感指数：★★★★

⏰ 中餐 ··

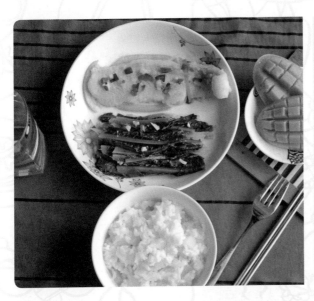

含量水平

能量：★★★

脂肪：★★★

钠：★★★★

膳食纤维：★★★

胆固醇：★★★★

食物名称	质量 （克）	能量 （千卡）	蛋白质 （克）	脂肪 （克）	碳水化合物 （克）	钠 （毫克）	膳食纤维 （克）	胆固醇 （毫克）
大米	55	190	4.1	0.4	42.8	2.1	0.4	0.0
马铃薯	80	57	1.5	0.2	12.9	2.0	0.5	0.0
莜麦菜	110	13	1.2	0.4	1.9	71.3	0.5	0.0
杧果	100	19	0.4	0.1	5.0	1.7	0.8	0.0
巴沙鱼	110	74	12.4	2.6	0.0	35.5	0.0	116.5
烹调油	10	90	0.0	10.0	0.0	0.0	0.0	0.0
盐	2	0	0.0	0.0	0.0	786.2	0.0	0.0

营养成分表		
项目	一餐	占参考摄入量
能量	443	千卡	22%
蛋白质	19.6	克	33%
脂肪	13.7	克	23%
碳水化合物	62.6	克	21%
钠	898.8	毫克	45%
膳食纤维	2.2	克	9%
胆固醇	116.5	毫克	39%

第十九天中餐食谱解读

中餐主食的总量相当于 75 克米面（80 克马铃薯相当于 20 克米面），蔬菜 110 克，水果 100 克，蛋白质食物 110 克。该餐能量适宜，约 443 千卡，含充分的蛋白质，并很好地控制了脂肪和胆固醇，但膳食纤维含量偏低，对钠盐还可以进一步加以控制。

食物准备

1. 55 克大米按 1 :（2 ~ 3）的比例加约 150 毫升水，再加入洗净切块的马铃薯（土豆），然后用电饭煲烹熟（也可以用蒸锅蒸熟）。

2. 莜麦菜洗净，掰成节，下水煮 3 分钟，捞出，加葱、姜、蒜、辣椒末少许，淋烹调油（如香油、花椒油、辣椒油等）5 毫升，加盐 1 克或酱油 5 毫升调味。

3. 枉果一个，划口切块。

4. 巴沙鱼柳解冻，用少量料酒涂抹，然后放入锅中蒸熟 15 分钟后取出，加甜椒末少许摆盘，加葱、姜、蒜、辣椒末少许，淋烹调油（如香油、花椒油、辣椒油等）5 毫升，加盐 1 克或酱油 5 毫升调味。

食材和烹调方法的可选项

1. 可以用粗杂粮替换白米，以改变口味和增加膳食纤维。

2. 蔬菜和水果可以用其他应季果蔬替换。

3. 巴沙鱼可以用其他肉或者豆制品代替。

4. 水果可以放在餐后的加餐中。

试吃体验

马铃薯饭吃起来清香；巴沙鱼香嫩可口，味道芬芳；莜麦菜脆嫩可口。

难度指数：★

口感指数：★★★★

⏰ 晚餐

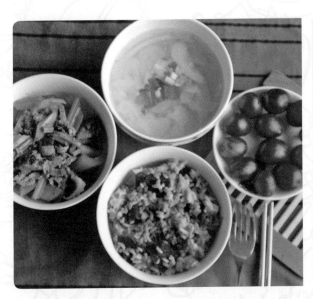

含量水平

能量：★★★★

脂肪：★★★

钠：★★★★

膳食纤维：★★★

胆固醇：★★★

食物名称	质量（克）	能量（千卡）	蛋白质（克）	脂肪（克）	碳水化合物（克）	钠（毫克）	膳食纤维（克）	胆固醇（毫克）
大米	60	208	4.4	0.5	46.7	2.3	0.4	0.0
紫薯	60	53	0.6	0.1	13.3	15.4	0.9	0.0
黄瓜	120	17	0.9	0.2	3.2	5.4	0.6	0.0
芹菜（茎）	80	11	0.6	0.1	2.4	85.2	0.6	0.0
葡萄	130	48	0.6	0.2	11.5	1.5	0.4	0.0
牛肉（瘦）	80	85	16.2	1.8	1.0	42.9	0.0	46.4
烹调油	10	90	0.0	10.0	0.0	0.0	0.0	0.0
盐	2	0	0.0	0.0	0.0	786.2	0.0	0.0

营养成分表			
项目	一餐		占参考摄入量
能量	512	千卡	26%
蛋白质	23.3	克	39%
脂肪	12.9	克	22%
碳水化合物	78.1	克	26%
钠	938.9	毫克	47%
膳食纤维	2.9	克	12%
胆固醇	46.4	毫克	15%

晚餐主食的总量相当于 75 克米面（60 克紫薯相当于 15 克米面），蔬菜 200 克，水果 130 克，蛋白质食物 80 克。该餐有充足能量，约 512 千卡，含丰富的蛋白质，并很好地控制了脂肪和胆固醇，但膳食纤维含量偏低，对钠盐还可以进一步加以控制。

食物准备

1. 60 克大米按 1 ：（2 ~ 3）的比例加约 180 毫升水，再加入洗净切块的紫薯，然后用电饭煲烹熟（也可以用蒸锅蒸熟）。

2. 黄瓜洗净切片，煮 3 分钟出锅，放少量油、盐、葱、姜、蒜末调味。

3. 葡萄洗净，装盘。

4. 芹菜（茎）洗净切段，牛肉（瘦）切丝。锅烧热后，倒入烹调油（如菜籽油）约 10 毫升，倒入牛肉丝翻炒至变色，再倒入芹菜，断生，出锅前加入盐约 2 克，再加入蒜泥、姜片等调味。

食材和烹调方法的可选项

1. 蔬菜和水果的量可以酌情增加，以增加膳食纤维。

2. 牛肉可以用其他白肉如鱼肉或者豆制品代替。

3. 控制盐的摄入，蔬菜汤可以吃原味。

4. 水果可以放在餐后的加餐中。

试吃体验

紫薯饭清香怡人，黄瓜片汤清淡可口，芹菜牛肉芬芳鲜美。

难度指数：★★

口感指数：★★★★★

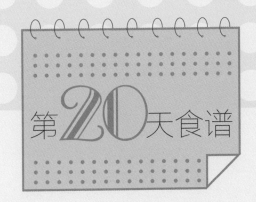

第20天食谱

🕐 早餐

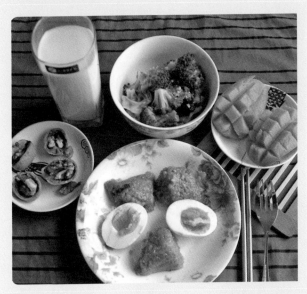

含量水平

能量：★★★★

脂肪：★★★★★

钠：★★★★★

膳食纤维：★★★

胆固醇：★★★★★

食物名称	质量（克）	能量（千卡）	蛋白质（克）	脂肪（克）	碳水化合物（克）	钠（毫克）	膳食纤维（克）	胆固醇（毫克）
粽子（熟）	100	209	4.4	0.6	47.0	393.0	0.5	0.0
西兰花	110	30	3.7	0.5	3.9	17.2	1.5	0.0
杧果	100	19	0.4	0.1	5.0	1.7	0.8	0.0
核桃	30	81	1.9	7.6	2.5	0.8	1.2	0.0
低脂牛奶	250	112	8.5	3.3	12.5	167.5	0.0	12.5
鸡蛋	50	63	5.9	3.9	1.2	57.9	0.0	264.0
烹调油	5	45	0.0	5.0	0.0	0.0	0.0	0.0
盐	1	0	0.0	0.0	0.0	393.1	0.0	0.0

尝试30天改变您的饮食和血压

营养成分表			
项目	一餐		占参考摄入量
能量	559	千卡	28%
蛋白质	24.8	克	41%
脂肪	21.0	克	35%
碳水化合物	72.1	克	24%
钠	1031.2	毫克	52%
膳食纤维	4.0	克	16%
胆固醇	276.5	毫克	92%

第二十天早餐食谱解读

早餐主食的总量相当于60克米面（100克熟粽子相当于60克米面），蔬菜110克，水果100克，蛋白质食物50克，低脂牛奶1盒（250毫升）和坚果1把（约25克）。该餐有充足能量，约559千卡，含丰富的蛋白质，但膳食纤维含量偏低，对胆固醇和钠盐还可以进一步加以控制。坚果增加的是健康油脂，可以接受。

食物准备

1. 粽子为市售成品。

2. 西兰花洗净，切开，煮3分钟后，加葱、姜、蒜、辣椒末少许，淋烹调油（如香油、花椒油、辣椒油等）5毫升，加盐1克或酱油5毫升调味。

3. 杧果，划口切块。

4. 鸡蛋带壳用水煮5分钟，剥壳，切开。

5. 取核桃，破壳装盘。

食材和烹调方法的可选项

1. 糯米粽子较难消化，可以用其他主食代替。

2. 西兰花煮制的时间可以根据个人口味调整。

3. 粽子含盐，尽量选原味粽子。

4. 坚果和水果可以放在餐后的加餐中。

试吃体验

粽香可口，凉拌西兰花清香脆爽。

难度指数：★

口感指数：★★★★

中餐· ·

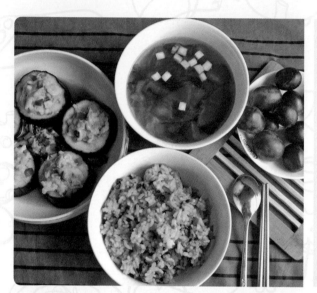

含量水平

能量：★★★

脂肪：★★★

钠：★★★★

膳食纤维：★★★

胆固醇：★★★

食物名称	质量（克）	能量（千卡）	蛋白质（克）	脂肪（克）	碳水化合物（克）	钠（毫克）	膳食纤维（克）	胆固醇（毫克）
大米	70	242	5.2	0.6	54.5	2.7	0.5	0.0
黑米	5	17	0.5	0.1	3.6	0.4	0.2	0.0
茄子	120	23	1.2	0.2	5.5	6.0	1.5	0.0
番茄	80	15	0.7	0.2	3.1	3.9	0.4	0.0
葡萄	120	44	0.5	0.2	10.6	1.3	0.4	0.0
鸡胸肉	70	93	13.6	3.5	1.8	24.1	0.0	57.4
烹调油	5	45	0.0	5.0	0.0	0.0	0.0	0.0
盐	2	0	0.0	0.0	0.0	786.2	0.0	0.0

营养成分表		
项目	一餐		占参考摄入量
能量	479	千卡	24%
蛋白质	21.7	克	36%
脂肪	9.8	克	16%
碳水化合物	79.1	克	26%
钠	824.6	毫克	41%
膳食纤维	3.0	克	12%
胆固醇	57.4	毫克	19%

中餐主食的总量相当于 75 克米面（5 克黑米相当于同等质量的米面），蔬菜 200 克，水果 120 克，蛋白质食物 70 克。该餐有充足能量，约 479 千卡，含丰富的蛋白质，并很好地控制了脂肪和胆固醇，但膳食纤维含量偏低，对钠盐还可以进一步加以控制。

食物准备

1. 75 克的大米和黑米按 1 :（2 ~ 3）的比例加约 230 毫升水（大半杯水），然后用电饭煲烹熟（也可以用蒸锅蒸熟）。

2. 番茄洗净，去皮，切块。煮沸 3 分钟，放入发好的紫菜少许调色，起锅，加葱末少许，加盐 1 克或酱油 5 毫升调味。

3. 葡萄洗净，装盘。

4. 茄子洗净，切成圆柱状备用；将鸡胸肉洗净切碎成肉末，均匀堆放茄子断面上，蒸 10 分钟出锅，撒葱、姜、蒜、辣椒末少许，淋烹调油（如香油、花椒油、辣椒油等）5 毫升，加盐 1 克或酱油 5 毫升调味。

食材和烹调方法的可选项

1. 黑米最好提前泡制和煮制，这样更容易煮烂，口感更好。

2. 可用粗杂粮和薯类部分替换白米，兼顾口感、色泽和加工难度。

3. 尽量少放盐，番茄汤可以吃原味。

4. 水果可以放在餐后的加餐中。

试吃体验

黑米饭色泽适中，清香四溢；蒸肉末茄子滋味丰富，口感好；番茄汤微酸开胃。

难度指数：★ ★ ★

口感指数：★ ★ ★ ★

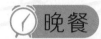 晚餐

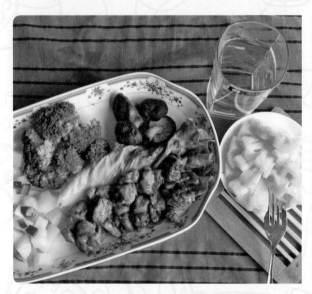

含量水平

能量：★★★
脂肪：★★★★
钠：★★★★
膳食纤维：★★★
胆固醇：★★★★

食物名称	质量 （克）	能量 （千卡）	蛋白质 （克）	脂肪 （克）	碳水化合物 （克）	钠 （毫克）	膳食纤维 （克）	胆固醇 （毫克）
马铃薯	200	143	3.8	0.4	32.3	5.1	1.3	0.0
菜花	110	22	1.9	0.2	4.1	28.5	1.1	0.0
香菇(鲜)	35	7	0.8	0.1	1.8	0.5	1.2	0.0
菠萝	115	32	0.4	0.1	8.4	0.6	1.0	0.0
鸡腿	130	141	12.5	10.1	0.0	50.2	0.0	126.4
烹调油	5	45	0.0	5.0	0.0	0.0	0.0	0.0
盐	2	0	0.0	0.0	0.0	786.2	0.0	0.0

营养成分表			
项目	一餐		占参考摄入量
能量	390	千卡	20%
蛋白质	19.4	克	32%
脂肪	15.9	克	26%
碳水化合物	46.8	克	16%
钠	871.1	毫克	44%
膳食纤维	4.6	克	18%
胆固醇	126.4	毫克	42%

第二十天晚餐食谱解读

晚餐主食的总量相当于50克米面（200克土豆相当于50克米面），蔬菜145克，水果115克，蛋白质食物80克（130克鸡腿去骨后的质量）。该餐能量适中，约390千卡，含丰富的蛋白质，并很好地控制了脂肪和胆固醇，但膳食纤维含量偏低，对钠盐还可以进一步加以控制。

食物准备

1. 马铃薯（土豆）洗净，去皮，切块，放入水中煮10~15分钟，捞出，堆放在盘中。

2. 西兰花、香菇洗净煮5分钟后捞出，摆盘，淋上酱油5毫升(含盐1克)。

3. 鸡腿洗净，切块，用盐1克、料酒少许腌制鸡腿10分钟，放在锡箔上，入烤箱中烤15分钟待鸡腿表面略微焦黄后取出，放置在盘内，撒上胡椒粉等调味。

4. 菠萝去皮，切块。

5. 白开水一杯。

食材和烹调方法的可选项

1. 土豆可以加工成土豆泥。

2. 蔬菜和水果可以用其他应季果蔬替换。

3. 烤制食物偏硬，可以用蒸的方式加工。

4. 水果可以放在餐后的加餐中。

试吃体验

烤鸡腿香气浓郁，口感鲜嫩；马铃薯芬芳适口；西兰花清香脆嫩。

难度指数：★ ★ ★

口感指数：★ ★ ★ ★ ★

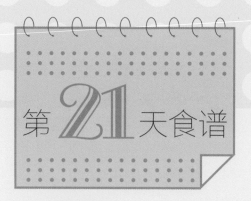

第21天食谱

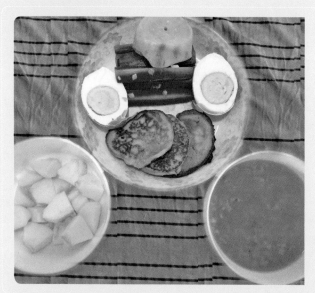

含量水平

能量：★★★

脂肪：★★★

钠：★★★

膳食纤维：★★★★

胆固醇：★★★★★

食物名称	质量 （克）	能量 （千卡）	蛋白质 （克）	脂肪 （克）	碳水化合物 （克）	钠 （毫克）	膳食纤维 （克）	胆固醇 （毫克）
大米	35	121	2.6	0.3	27.3	1.3	0.2	0.0
玉米面	35	119	2.8	1.2	26.3	0.8	2.0	0.0
红薯	40	36	0.5	0.1	8.7	20.0	0.3	0.0
绿豆	10	32	2.2	0.1	6.2	0.3	0.6	0.0
胡萝卜	100	36	1.0	0.2	8.4	68.5	1.1	0.0
苹果	100	40	0.2	0.2	10.3	1.2	0.9	0.0
鸡蛋	50	63	5.9	3.9	1.2	57.9	0.0	264.0
烹调油	5	45	0.0	5.0	0.0	0.0	0.0	0.0
盐	1	0	0.0	0.0	0.0	393.1	0.0	0.0

营养成分表			
项目	一餐		占参考摄入量
能量	492	千卡	25%
蛋白质	15.2	克	25%
脂肪	11.0	克	18%
碳水化合物	88.4	克	29%
钠	543.1	毫克	27%
膳食纤维	5.1	克	21%
胆固醇	264.0	毫克	88%

第二十一天早餐食谱解读

　　早餐主食的总量相当于 90 克米面（40 克红薯相当于 10 克米面，10 克绿豆相当于等量米面），蔬菜 100 克，水果 100 克，蛋白质食物 50 克。该餐能量适量，约 492 千卡，含充足的蛋白质，并很好地控制了脂肪和钠盐，膳食纤维含量相对充足，对胆固醇还可以进一步加以控制。

食物准备

1. 45 克的大米和绿豆按 1 : 6 的比例加约 270 毫升水，然后用带煮粥功能的电饭煲烹熟或者用炖锅煮制。

2. 35 克玉米面用等质量的水调稀成面糊（或者 70 克的鲜玉米浆），加盐 1 克，煎锅里放 5 毫升烹调油（如菜籽油），油热后，舀面糊到锅里，小火煎玉米饼至两面金黄即可。

3. 红薯洗净，去皮；胡萝卜洗净，切条；入水同煮 10 分钟，装盘。

4. 苹果去皮，切块。

5. 鸡蛋 1 枚用开水煮至少 5 分钟，去壳，切块。

食材和烹调方法的可选项

1. 玉米面糊可以用鲜玉米浆代替。

2. 蔬菜和水果可以用其他应季果蔬替换。

3. 水果可以放在餐后加餐中。

4. 可以增加低脂牛奶或者坚果。

试吃体验

　　绿豆粥干稀合适，清香适口；玉米饼香气扑鼻；红薯和胡萝卜香甜可口。

难度指数：★ ★ ★

口感指数：★ ★ ★ ★

中餐

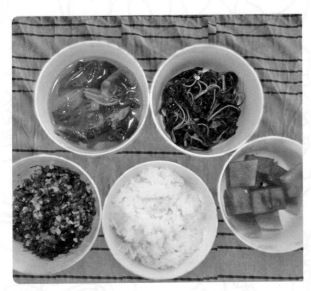

含量水平

能量：★★★

脂肪：★★★

钠：★★★★

膳食纤维：★★★

胆固醇：★★★

食物名称	质量 （克）	能量 （千卡）	蛋白质 （克）	脂肪 （克）	碳水化合物 （克）	钠 （毫克）	膳食纤维 （克）	胆固醇 （毫克）
大米	70	242	5.2	0.6	54.5	2.7	0.5	0.0
大白菜	80	15	1.3	0.1	2.7	65.7	0.4	0.0
芹菜（带叶）	60	6	0.3	0.0	1.5	29.2	0.6	0.0
苋菜	80	18	1.6	0.2	3.4	24.7	1.1	0.0
西瓜	100	14	0.3	0.1	3.2	1.8	0.2	0.0
牛肉（瘦）	80	85	16.2	1.8	1.0	42.9	0.0	46.4
烹调油	10	90	0.0	10.0	0.0	0.0	0.0	0.0
盐	2	0	0.0	0.0	0.0	786.2	0.0	0.0

尝试*30*天改变您的饮食和血压

营养成分表			
项目	一餐		占参考摄入量
能量	470	千卡	24%
蛋白质	24.9	克	41%
脂肪	12.8	克	21%
碳水化合物	66.3	克	22%
钠	953.2	毫克	48%
膳食纤维	2.8	克	11%
胆固醇	46.4	毫克	15%

第二十一天中餐食谱解读

　　中餐主食的总量相当于 70 克米面，蔬菜 220 克，水果 100 克，蛋白质食物 80 克。该餐有充足的能量，约 470 千卡，含丰富的蛋白质，并很好地控制了脂肪和胆固醇，但膳食纤维含量偏低，对钠盐还可以进一步加以控制。

食物准备

　　1.70 克大米按 1 ：（2 ～ 3）的比例加约 200 毫升水，然后用电饭煲烹熟（也可以用蒸锅蒸熟）。

　　2.苋菜洗净，掰成片，下水煮 3 分钟，捞出，加葱、姜、蒜、辣椒末少许，淋烹调油（如香油、花椒油、辣椒油等）3 毫升，加盐 1 克或酱油 5 毫升调味。

　　3.大白菜洗净，放入烧开的水中继续煮 3 ～ 5 分钟，然后直接起锅。

　　4.西瓜去皮切块，约大半碗。

　　5.芹菜（带叶）洗净切碎备用，牛肉（瘦）切粒备用；锅烧热后，加入烹调油（如菜籽油）7 毫升，将切好的牛肉粒放入锅中翻炒至变色，加芹菜炒 3 分钟，出锅前加入葱、姜、蒜、辣椒末少许和酱油 5 毫升（或 1 克盐）调味，混匀出锅。

食材和烹调方法的可选项

1. 用粗杂粮和薯类替换部分大米，以改变口味和增加膳食纤维。

2. 蔬菜和水果可选膳食纤维多的品种。

3. 牛肉可以用其他肉或豆制品替代。

4. 水果可以放在餐后的加餐中。

试吃体验

芹菜肉末香气浓郁；凉拌苋菜滋味丰富可口；水煮白菜细嫩，清香扑鼻。

难度指数：★ ★

口感指数：★ ★ ★ ★

尝试 *30* 天改变您的饮食和血压

 晚餐

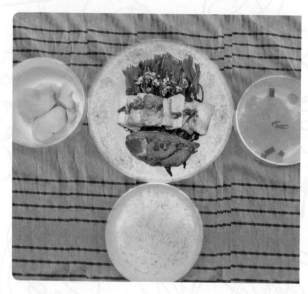

含量水平

能量：★ ★ ★ ★

脂肪：★ ★ ★

钠：★ ★ ★ ★

膳食纤维：★ ★ ★

胆固醇：★ ★ ★

食物名称	质量 （克）	能量 （千卡）	蛋白质 （克）	脂肪 （克）	碳水化合物 （克）	钠 （毫克）	膳食纤维 （克）	胆固醇 （毫克）
大米	60	208	4.4	0.5	46.7	2.3	0.4	0.0
豆腐	100	98	12.2	4.8	2.0	7.3	0.5	0.0
黄瓜	80	11	0.6	0.1	2.1	3.6	0.4	0.0
空心菜	150	23	2.5	0.3	4.1	107.5	1.6	0.0
苹果	100	41	0.8	0.1	10.5	4.9	1.1	0.0
酱牛肉	30	74	9.4	3.6	1.0	260.8	0.0	22.8
烹调油	5	45	0.0	5.0	0.0	0.0	0.0	0.0
盐	1	0	0.0	0.0	0.0	393.1	0.0	0.0

营养成分表			
项目	一餐		占参考摄入量
能量	500	千卡	25%
蛋白质	29.9	克	50%
脂肪	14.4	克	24%
碳水化合物	66.4	克	22%
钠	779.5	毫克	39%
膳食纤维	4.0	克	16%
胆固醇	22.8	毫克	8%

第二十一天晚餐食谱解读

晚餐主食的总量相当于 60 克米面，蔬菜 230 克，水果 100 克，蛋白质食物 100 克（100 克豆腐相当于 50 克瘦肉，30 克酱牛肉相当于 50 克生牛肉）。该餐有充足能量，约 500 千卡，含丰富的蛋白质，并很好地控制了脂肪和胆固醇，但膳食纤维含量偏低，对钠盐还可以进一步加以控制。

食物准备

1. 60 克大米按 1：（2～3）的比例加约 180 毫升水，然后用电饭煲烹熟（也可以用蒸锅蒸熟）。

2. 黄瓜洗净，去皮，切片，放入烧开的水中煮 3～5 分钟，然后直接起锅。

3. 空心菜洗净，下水煮 3 分钟，捞出备用；豆腐切片，置煎锅于火上，锅热后放烹调油（如菜籽油）5 毫升，煎豆腐至两面金黄，摆于空心菜上，加葱、姜、蒜、辣椒末少许，加盐 1 克或酱油 5 毫升调味。

4. 苹果去皮，切块。

5. 酱牛肉为市售成品。

食材和烹调方法的可选项

1. 用粗杂粮和薯类替换部分白米，以改变口味和增加膳食纤维。

2. 蔬菜和水果的量可以酌情增加，以增加膳食纤维。

3. 酱牛肉较咸，尽量少选。

4. 水果可以放在餐后的加餐中。

试吃体验

　　煎豆腐适口，滋味不错；凉拌空心菜爽口；黄瓜汤细嫩，清香扑鼻。

难度指数：★ ★

口感指数：★ ★ ★ ★

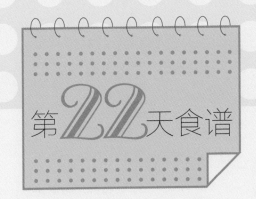

第22天食谱

早餐

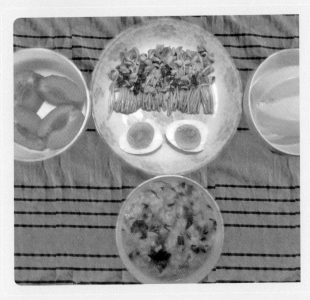

含量水平

能量：★★★

脂肪：★★★

钠：★★★

膳食纤维：★★★

胆固醇：★★★★★

食物名称	质量（克）	能量（千卡）	蛋白质（克）	脂肪（克）	碳水化合物（克）	钠（毫克）	膳食纤维（克）	胆固醇（毫克）
馒头	60	133	4.2	0.7	28.2	99.1	0.8	0.0
大米	35	121	2.6	0.3	27.3	1.3	0.2	0.0
黄豆芽	120	53	5.4	1.9	5.4	8.6	1.8	0.0
杏	100	33	0.8	0.1	8.3	2.1	1.2	0.0
鸡蛋	50	63	5.9	3.9	1.2	57.9	0.0	264.0
烹调油	5	45	0.0	5.0	0.0	0.0	0.0	0.0
盐	1	0	0.0	0.0	0.0	393.1	0.0	0.0

尝试 *30* 天改变您的饮食和血压

营养成分表			
项目	一餐		占参考摄入量
能量	448	千卡	22%
蛋白质	18.9	克	31%
脂肪	11.9	克	20%
碳水化合物	70.4	克	23%
钠	562.1	毫克	28%
膳食纤维	4.0	克	16%
胆固醇	264.0	毫克	88%

第二十二天早餐食谱解读

　　早餐主食的总量相当于 70 克米面（60 克馒头相当于 35 克米面），蔬菜 120 克，水果 100 克，蛋白质食物 100 克（120 克豆芽相当于 50 克肉）。该餐有充足能量，约 448 千卡，含丰富的蛋白质，并很好地控制了钠盐和脂肪，但膳食纤维含量偏低，对胆固醇还可以进一步加以控制。

食物准备

1. 馒头为市售成品。

2. 35 克大米按 1：5 的比例加水（约 175 毫升），用带煮粥功能的电饭煲或者煮锅煮熟，煮熟后可以在起锅前加入少量的青菜叶。

3. 黄豆芽洗净，放入烧开的水中煮 5 分钟，捞出，加葱、姜、蒜、辣椒末少许，淋烹调油（如香油、花椒油、辣椒油等）5 毫升，加盐 1 克或酱油 5 毫升调味。

4. 杏去皮，切块。

5. 鸡蛋带壳用水煮 5 分钟，去壳，切块。

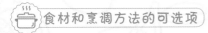 食材和烹调方法的可选项

1. 馒头可以烤黄，增加食物香气。

2. 豆芽也可以用少油方式炒。

3. 水果可以放在餐后加餐中。

4. 餐后的加餐可以增加低脂牛奶或者坚果。

试吃体验

菜叶粥清香适口，凉拌豆芽口感舒爽。

难度指数：★ ★

口感指数：★ ★ ★ ★

尝试 *30* 天改变您的饮食和血压

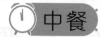 中餐 ···

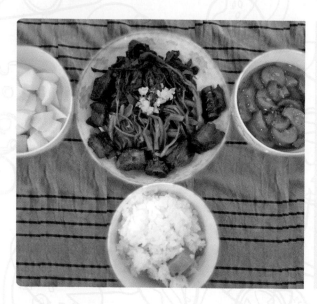

含量水平

能量：★★★★

脂肪：★★★★★

钠：★★★★

膳食纤维：★★★

胆固醇：★★★★

食物名称	质量	能量	蛋白质	脂肪	碳水化合物	钠	膳食纤维	胆固醇
	（克）	（千卡）	（克）	（克）	（克）	（毫克）	（克）	（毫克）
大米	40	138	3.0	0.3	31.2	1.5	0.3	0.0
红薯	100	89	1.0	0.2	22.2	25.6	1.4	0.0
丝瓜	120	20	1.0	0.2	4.2	2.6	0.6	0.0
空心菜	100	15	1.7	0.2	2.7	71.7	1.1	0.0
苹果	100	40	0.2	0.2	10.3	1.2	0.9	0.0
猪小排	140	280	16.8	23.3	0.7	63.1	0.0	147.2
烹调油	5	45	0.0	5.0	0.0	0.0	0.0	0.0
盐	2	0	0.0	0.0	0.0	786.2	0.0	0.0

营养成分表			
项目	一餐		占参考摄入量
能量	627	千卡	31%
蛋白质	23.7	克	39%
脂肪	29.4	克	49%
碳水化合物	71.3	克	24%
钠	951.9	毫克	48%
膳食纤维	4.3	克	17%
胆固醇	147.2	毫克	49%

第二十二天中餐食谱解读

中餐主食的总量相当于 65 克米面（100 克红薯相当于 25 克米面），蔬菜 220 克，水果 100 克，蛋白质食物 100 克（140 克猪小排的去骨质量）。该餐有充足能量，约 627 千卡，含丰富的蛋白质，但膳食纤维含量偏低，对钠盐、脂肪和胆固醇还可以进一步加以控制。

食物准备

1. 40 克大米按 1 :（2 ~ 3）的比例加约 120 毫升水，再加入洗净切块的红薯，然后用电饭煲烹熟（也可以用蒸锅蒸熟）。

2. 丝瓜削皮，洗净，切片，用清水煮沸 3 分钟，然后起锅。

3. 空心菜洗净切片，焯水捞出装盘，加葱、姜、蒜、辣椒末少许，淋烹调油（如香油、花椒油、辣椒油等）5 毫升，加盐 1 克或酱油 5 毫升调味。

4. 苹果去皮，切块。

5. 猪小排切块，洗净，焯水后备用。置锅于火上，倒入小排煎干煎熟（弃煎肉时跑出的油），放入花椒、辣椒等调味料，加盐 1 克或酱油 5 毫升和适量醋，翻炒一下出锅，摆盘。

食材和烹调方法的可选项

1. 主食的量可以酌情增减。

2. 蔬菜和水果的量可以酌情增加，以增加膳食纤维。

3. 猪排也可以烤或者炖，弃烤出或炖出的油脂有助于减少脂肪摄入量。

4. 水果可以放在餐后的加餐中。

试吃体验

　　猪排干香爽口，凉拌空心菜清爽开胃，清水丝瓜汤清香滋润。整餐饱腹感充足。

难度指数：★★★

口感指数：★★★★

晚餐 ∙∙∙

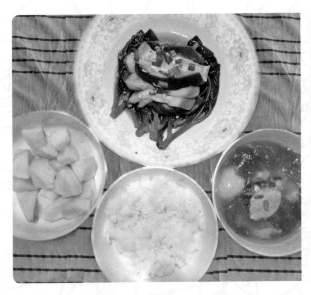

含量水平

能量：★ ★ ★ ★

脂肪：★ ★ ★ ★

钠：★ ★ ★ ★

膳食纤维：★ ★ ★

胆固醇：★ ★ ★

食物名称	质量 （克）	能量 （千卡）	蛋白质 （克）	脂肪 （克）	碳水化合物 （克）	钠 （毫克）	膳食纤维 （克）	胆固醇 （毫克）
大米	60	208	4.4	0.5	46.7	2.3	0.4	0.0
茄子	100	20	1.0	0.2	4.6	5.0	1.2	0.0
番茄	100	18	0.9	0.2	3.9	4.8	0.5	0.0
木耳菜	50	8	0.6	0.1	1.6	17.9	0.6	0.0
苹果	100	40	0.2	0.2	10.3	1.2	0.9	0.0
猪肉（瘦）	80	114	16.2	5.0	1.2	46.0	0.0	64.8
烹调油	10	90	0.0	10.0	0.0	0.0	0.0	0.0
盐	2	0	0.0	0.0	0.0	786.2	0.0	0.0

尝试 *30* 天改变您的饮食和血压

营养成分表			
项目	一餐		占参考摄入量
能量	498	千卡	25%
蛋白质	23.3	克	39%
脂肪	16.2	克	27%
碳水化合物	68.3	克	23%
钠	863.4	毫克	43%
膳食纤维	3.6	克	14%
胆固醇	64.8	毫克	22%

第二十二天晚餐食谱解读

晚餐主食的总量相当于 60 克米面，蔬菜 250 克，水果 100 克，蛋白质食物 80 克。该餐有充足能量，约 498 千卡，含丰富的蛋白质，并很好地控制了脂肪和胆固醇，但膳食纤维含量偏低，对钠盐还可以进一步加以控制。

食物准备

1. 60 克大米按 1 :（2 ~ 3）的比例加约 180 毫升水，然后用电饭煲烹熟（也可以用蒸锅蒸熟）。

2. 木耳菜洗净，茄子洗净切块，先把木耳菜放入开水中煮 3 ~ 5 分钟，起锅备用，再把茄子放入开水中煮 10 分钟，起锅，放在木耳菜上，加葱、姜、蒜、辣椒末少许，淋烹调油（如香油、花椒油、辣椒油等）5 毫升，加盐 1 克或酱油 5 毫升调味。

3. 番茄洗净切块，备用。瘦猪肉剁成肉馅备用；待水开时，用小勺把肉末加工成肉丸，逐一放入锅中，煮 5 分钟，再放入番茄煮 3 分钟，然后直接起锅。加葱、姜、蒜、辣椒末少许，淋烹调油（如香油、花椒油、辣椒油等）5 毫升，加盐 1 克或酱油 5 毫升调味。

4. 苹果去皮，切块。

食材和烹调方法的可选项

1. 用粗杂粮和薯类部分替换大米，以改变口味和增加膳食纤维。

2. 蔬菜和水果的量可以酌情增加，以增加膳食纤维。

3. 猪肉可以用其他肉或者豆制品替代。

4. 水果可以放在餐后的加餐中。

试吃体验

番茄丸子汤滋味丰富，鲜美可口；凉拌木耳菜和茄子清香扑鼻，脆嫩爽口。

难度指数：★ ★ ★

口感指数：★ ★ ★ ★

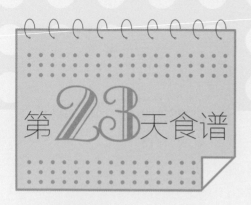

第23天食谱

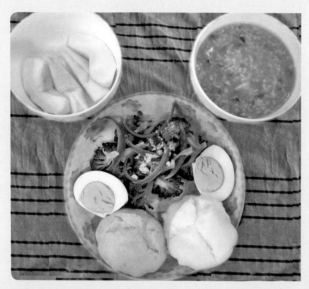

早餐

含量水平

能量：★★★★

脂肪：★★★

钠：★★★★

膳食纤维：★★★

胆固醇：★★★★★

食物名称	质量（克）	能量（千卡）	蛋白质（克）	脂肪（克）	碳水化合物（克）	钠（毫克）	膳食纤维（克）	胆固醇（毫克）
馒头	80	177	5.6	0.9	37.6	132.1	1.0	0.0
大米	35	121	2.6	0.3	27.3	1.3	0.2	0.0
绿豆	10	32	2.2	0.1	6.2	0.3	0.6	0.0
西兰花	100	27	3.4	0.5	3.6	15.6	1.3	0.0
苹果	100	40	0.2	0.2	10.3	1.2	0.9	0.0
鸡蛋	50	63	5.9	3.9	1.2	57.9	0.0	264.0
烹调油	5	45	0.0	5.0	0.0	0.0	0.0	0.0
盐	1	0	0.0	0.0	0.0	393.1	0.0	0.0

营养成分表			
项目	一餐		占参考摄入量
能量	505	千卡	25%
蛋白质	19.9	克	33%
脂肪	10.9	克	18%
碳水化合物	86.2	克	29%
钠	601.5	毫克	30%
膳食纤维	4.0	克	17%
胆固醇	264.0	毫克	88%

第二十三天早餐食谱解读

　　早餐主食的总量相当于 95 克米面（80 克馒头相当于 50 克米面，10 克绿豆相当于同等质量的米面），蔬菜 100 克，水果 100 克，蛋白质食物 50 克，低脂牛奶 1 盒（250 毫升）。该餐有充足能量，约 505 千卡，含丰富的蛋白质，并很好地控制了脂肪，但膳食纤维含量偏低，对胆固醇和钠盐还可以进一步加以控制。

食物准备

1. 馒头为市售成品。

2. 45 克的大米和绿豆按 1 ：6 的比例加约 270 毫升水，然后用带煮粥功能的电饭煲烹熟或者用炖锅煮制。

3. 西兰花洗净，切开，煮 3 分钟左右捞出装盘，加葱、姜、蒜、辣椒末少许，淋烹调油（如香油、花椒油、辣椒油等）5 毫升，加盐 1 克或酱油 5 毫升调味。

4. 苹果去皮，切块。

5. 鸡蛋用水煮 5 分钟，去壳，切块。

食材和烹调方法的可选项

1. 主食的量可以酌情增减，并增加品种，使之多样化。

2. 蔬菜和水果可以用其他应季果蔬替换。

3. 鸡蛋还可以蒸来吃。

4. 可以在餐后增加牛奶或者坚果。

试吃体验

　　绿豆粥干稀合适，清香适口；西兰花清脆可口。

难度指数：★ ★

口感指数：★ ★ ★ ★

🕐 中餐

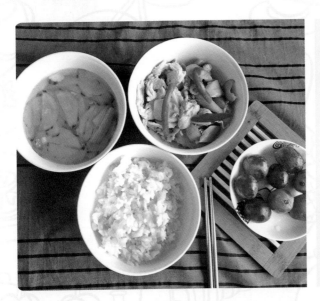

含量水平

能量：★★★★

脂肪：★★★

钠：★★★

膳食纤维：★★★

胆固醇：★★★

食物名称	质量 （克）	能量 （千卡）	蛋白质 （克）	脂肪 （克）	碳水化合物 （克）	钠 （毫克）	膳食纤维 （克）	胆固醇 （毫克）
大米	60	208	4.4	0.5	46.7	2.3	0.4	0.0
玉米糁	15	52	1.2	0.4	11.3	0.3	0.5	0.0
黄瓜	100	14	0.7	0.2	2.7	4.5	0.5	0.0
蘑菇（鲜）	50	10	1.3	0.0	2.0	4.1	1.0	0.0
葡萄	100	37	0.4	0.2	8.9	1.1	0.3	0.0
鸡胸肉	90	120	17.5	4.5	2.3	31.0	0.0	73.8
烹调油	10	90	0.0	10.0	0.0	0.0	0.0	0.0
盐	1	0	0.0	0.0	0.0	393.1	0.0	0.0

营养成分表		
项目	一餐		占参考摄入量
能量	531	千卡	27%
蛋白质	25.5	克	43%
脂肪	15.8	克	26%
碳水化合物	73.9	克	25%
钠	436.4	毫克	22%
膳食纤维	2.7	克	11%
胆固醇	73.8	毫克	25%

中餐主食的总量相当于 75 克米面（15 克玉米相当于同等质量的米面），蔬菜 150 克，水果 100 克，蛋白质食物 90 克。该餐有充足能量，约 531 千卡，含丰富的蛋白质，并很好地控制了钠盐、脂肪和胆固醇，但膳食纤维含量偏低。

食物准备

1. 75 克的大米和玉米糁按 1 :（2 ~ 3）的比例加约 200 毫升水，然后用电饭煲煮熟（也可以用蒸锅蒸熟）。

2. 黄瓜洗净，放入烧开的水中煮 3 ~ 5 分钟，然后直接起锅。

3. 葡萄洗净，装盘。

4. 蘑菇洗净切片备用，鸡胸肉切片备用；锅烧热后，加入一勺烹调油（如菜籽油）10 毫升，将切好的肉片放入锅中翻炒至变色，加蘑菇继续炒 3 分钟，出锅前加入盐 1 克和葱、姜、蒜、辣椒末少许调味。

食材和烹调方法的可选项

1. 玉米糁最好提前泡制和煮制，这样更容易煮烂，口感更好。

2. 蔬菜和水果的量可以酌情增加，以增加膳食纤维。

3. 水果可以放在餐后的加餐中。

试吃体验

玉米杂粮饭清香扑鼻，蘑菇肉片香气浓郁，水煮黄瓜片清香适口。

难度指数：★ ★

口感指数：★ ★ ★

晚餐 ····························

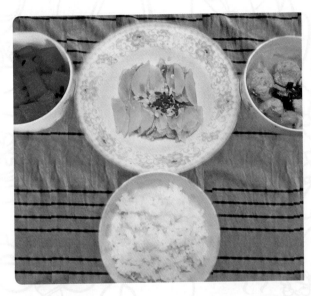

含量水平

能量：★★★★

脂肪：★★★★

钠：★★★★

膳食纤维：★★★

胆固醇：★★★

食物名称	质量（克）	能量（千卡）	蛋白质（克）	脂肪（克）	碳水化合物（克）	钠（毫克）	膳食纤维（克）	胆固醇（毫克）
大米	70	242	5.2	0.6	54.5	2.7	0.5	0.0
大白菜	100	19	1.6	0.2	3.4	82.2	0.6	0.0
莴笋	150	13	0.9	0.1	2.6	33.9	0.6	0.0
西瓜	150	21	0.5	0.1	4.9	2.7	0.3	0.0
猪肉（瘦）	80	114	16.2	5.0	1.2	46.0	0.0	64.8
烹调油	10	90	0.0	10.0	0.0	0.0	0.0	0.0
盐	2	0	0.0	0.0	0.0	786.2	0.0	0.0

营养成分表			
项目	一餐		占参考摄入量
能量	499	千卡	25%
蛋白质	24.4	克	41%
脂肪	16.0	克	26%
碳水化合物	66.6	克	22%
钠	953.7	毫克	48%
膳食纤维	2.0	克	7%
胆固醇	64.8	毫克	22%

第二十三天晚餐食谱解读

晚餐主食的总量相当于 70 克米面，蔬菜 250 克，水果 150 克，蛋白质食物 80 克。该餐有充足能量，约 499 千卡，含丰富的蛋白质，并很好地控制了脂肪和胆固醇，但膳食纤维含量偏低，对钠盐还可以进一步加以控制。

食物准备

1. 70 克大米按 1∶（2～3）的比例加 200 毫升水（大半杯水），然后用电饭煲烹熟（也可以用蒸锅蒸熟）。

2. 莴笋去皮，洗净切片，加葱、姜、蒜、辣椒末少许，淋烹调油（如香油、花椒油、辣椒油等）5 毫升，加盐 1 克或酱油 5 毫升调味。

3. 西瓜去皮切块，约大半碗。

4. 大白菜洗净掰成块备用；瘦猪肉剁成肉馅备用；待水开时，用小勺把肉馅制成肉丸，入锅中煮 5 分钟，再放入白菜煮 3 分钟，起锅装盘；最后加葱、姜、蒜、辣椒末少许，淋烹调油（如香油、花椒油、辣椒油等）5 毫升，加盐 1 克或酱油 5 毫升调味。

食材和烹调方法的可选项

1. 用粗杂粮和薯类部分替换大米，以改变口味和增加膳食纤维。

2. 莴笋可以生吃，或焯水后拌食。

3. 猪肉可以用其他肉或者豆制品代替。

4. 西瓜可以放在晚餐后加餐。

试吃体验

大白菜丸子汤滋味丰富，鲜美可口；生拌莴笋清香扑鼻，脆嫩爽口。

难度指数：★ ★ ★

口感指数：★ ★ ★ ★

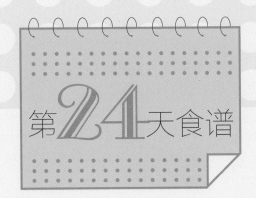

第24天食谱

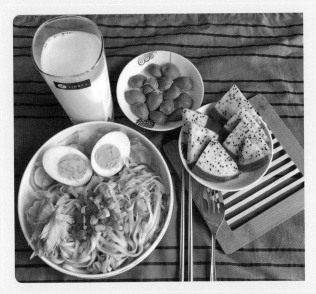

含量水平

能量：★★★★★

脂肪：★★★★★

钠：★★★★

膳食纤维：★★★★

胆固醇：★★★★★

食物名称	质量（克）	能量（千卡）	蛋白质（克）	脂肪（克）	碳水化合物（克）	钠（毫克）	膳食纤维（克）	胆固醇（毫克）
挂面	80	277	8.2	0.5	60.5	147.6	0.6	0.0
黄瓜	120	17	0.9	0.2	3.2	5.4	0.6	0.0
火龙果	120	42	0.9	0.2	11.0	0.0	1.7	0.0
杏仁	25	149	5.5	13.2	4.8	0.3	3.0	0.0
低脂牛奶	250	112	8.5	3.3	12.5	167.5	0.0	12.5
鸡蛋	50	63	5.9	3.9	1.2	57.9	0.0	264.0
烹调油	5	45	0.0	5.0	0.0	0.0	0.0	0.0
盐	1	0	0.0	0.0	0.0	393.1	0.0	0.0

营养成分表			
项目	一餐		占参考摄入量
能量	705	千卡	35%
蛋白质	29.9	克	50%
脂肪	26.3	克	44%
碳水化合物	93.2	克	31%
钠	771.8	毫克	39%
膳食纤维	5.9	克	23%
胆固醇	276.5	毫克	92%

第二十四天早餐食谱解读

早餐主食的总量相当于80克米面（80克挂面相当于同等质量的米面），蔬菜120克，水果120克，蛋白质食物50克，还额外包括低脂牛奶1盒（250毫升）和坚果1把（约25克）。该餐有充足能量，约705千卡，含丰富的蛋白质，并很好地控制了钠盐，膳食纤维含量充足，对脂肪和胆固醇还可以进一步加以控制。坚果增加的是健康油脂，可以接受。

食物准备

1. 黄瓜洗净去皮，切片，煮3~5分钟，捞出备用；下面条煮5分钟后，捞出，加葱、姜、蒜、辣椒末少许，淋烹调油（如香油、花椒油、辣椒油等）5毫升，加盐1克或酱油5毫升调味。

2. 火龙果切片。

3. 鸡蛋用水煮5分钟，去壳，切块。

4. 取市售低脂牛奶1盒。

5. 取杏仁（原味）1把。

食材和烹调方法的可选项

1. 主食的量可以酌情增减。

2. 挂面含盐，可以用薯类代替部分面条，有利于减少盐的摄入。

3. 鸡蛋可以用肉代替。

4. 牛奶、坚果、水果可以放在餐后的加餐中。

试吃体验

干拌面散发出丝丝香味，白水蛋清香适口，黄瓜气味芬芳。整餐饱腹感明显。

难度指数：★ ★

口感指数：★ ★ ★ ★

中餐

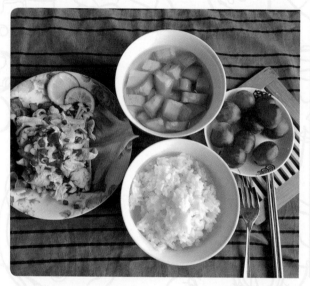

含量水平

能量：★★★★

脂肪：★★★★

钠：★★★★

膳食纤维：★★★

胆固醇：★★★

食物名称	质量 （克）	能量 （千卡）	蛋白质 （克）	脂肪 （克）	碳水化合物 （克）	钠 （毫克）	膳食纤维 （克）	胆固醇 （毫克）
大米	70	242	5.2	0.6	54.5	2.7	0.5	0.0
嫩南瓜	150	28	0.9	0.1	6.8	1.0	1.0	0.0
金针菇	60	16	1.4	0.2	3.6	2.6	1.6	0.0
葡萄	120	44	0.5	0.2	10.6	1.3	0.4	0.0
鸡胸肉	100	133	19.4	5.0	2.5	34.4	0.0	82.0
烹调油	10	90	0.0	10.0	0.0	0.0	0.0	0.0
盐	2	0	0.0	0.0	0.0	786.2	0.0	0.0

营养成分表			
项目	一餐		占参考摄入量
能量	553	千卡	28%
蛋白质	27.4	克	46%
脂肪	16.1	克	27%
碳水化合物	78.0	克	26%
钠	828.2	毫克	41%
膳食纤维	3.5	克	14%
胆固醇	82.0	毫克	27%

第二十四天中餐食谱解读

　　中餐主食的总量相当于 70 克米面，蔬菜 210 克，水果 120 克，蛋白质食物 100 克。该餐有充足能量，约 553 千卡，含丰富的蛋白质，并很好地控制了脂肪和胆固醇，但膳食纤维含量偏低，对钠盐还可以进一步加以控制。

食物准备

1.70 克大米按 1：（2 ~ 3）的比例加约 200 毫升水，然后用电饭煲烹熟（也可以用蒸锅蒸熟）。

2.嫩南瓜洗净，放入烧开的水中继续煮 3 ~ 5 分钟，然后直接起锅。

3.葡萄洗净，装盘。

4.金针菇撕开洗净，入水煮 5 分钟捞出，铺在盘子里备用；鸡胸肉洗净，入水煮至肉色变白，挤压无血水，捞出，撕成条状，放在金针菇上；最后加葱、姜、蒜、辣椒末少许，淋烹调油（如香油、花椒油、辣椒油等）10 毫升，加盐 2 克或酱油 10 毫升调味。

食材和烹调方法的可选项

1. 用粗杂粮和薯类部分替换大米，以改变口味和增加膳食纤维。
2. 蔬菜和水果可以用其他应季果蔬替换。
3. 鸡胸肉可以用其他肉制品代替。
4. 水果可以放在餐后的加餐中。

试吃体验

凉拌蔬菜鸡丝色泽丰富，爽口；白水嫩南瓜口感清爽。

难度指数：★ ★

口感指数：★ ★ ★ ★

晚餐

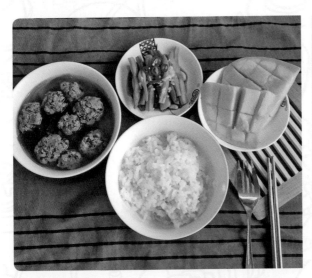

含量水平

能量：★★★★
脂肪：★★★
钠：★★★★
膳食纤维：★★★
胆固醇：★★★

食物名称	质量 （克）	能量 （千卡）	蛋白质 （克）	脂肪 （克）	碳水化合物 （克）	钠 （毫克）	膳食纤维 （克）	胆固醇 （毫克）
大米	50	173	3.7	0.4	39.0	1.9	0.3	0.0
玉米糁	20	69	1.6	0.6	15.1	0.3	0.7	0.0
四季豆	50	13	1.0	0.2	2.7	4.1	0.7	0.0
番茄	100	18	0.9	0.2	3.9	4.8	0.5	0.0
生菜	50	6	0.6	0.1	0.9	15.4	0.3	0.0
香菜	40	10	0.6	0.1	2.0	15.7	0.4	0.0
杞果	120	23	0.4	0.1	6.0	2.0	0.9	0.0
牛肉(瘦)	100	106	20.2	2.3	1.2	53.6	0.0	58.0
烹调油	10	90	0.0	10.0	0.0	0.0	0.0	0.0
盐	2	0	0.0	0.0	0.0	786.2	0.0	0.0

营养成分表		
项目	一餐	占参考摄入量
能量	508 千卡	25%
蛋白质	29.0 克	48%
脂肪	14.0 克	24%
碳水化合物	70.8 克	24%
钠	884.0 毫克	44%
膳食纤维	3.8 克	16%
胆固醇	58.0 毫克	19%

第二十四天晚餐食谱解读

晚餐主食的总量相当于 70 克米面（20 玉米糁相当于等质量的米面），蔬菜 240 克，水果 120 克，蛋白质食物 100 克。该餐有充足能量，约 508 千卡（约为全天参考摄入量的 25%），含丰富的蛋白质，并很好地控制了脂肪和胆固醇，但膳食纤维含量偏低，对钠盐还可以进一步加以控制。

食物准备

1.70 克的大米和玉米糁按 1 ：（2 ～ 3）的比例加约 200 毫升水，然后用电饭煲烹熟（也可以用蒸锅蒸熟）。

2.四季豆折成节，洗净，放入烧开的水中继续煮 8 分钟，捞出，加葱、姜、蒜、辣椒末少许，淋烹调油（如香油、花椒油、辣椒油等）5 毫升，加盐 1 克或酱油 5 毫升调味。

3.杧果，划口切块。

4.香菜洗净切细备用，番茄洗净，切块备用；将牛肉剁成肉末，与香菜混合在一起，待水烧开后，搓成丸子状丢入锅中煮数分钟后，加入切好的配菜番茄、生菜一起煮，待牛肉丸子变色浮起后一起盛出；最后加葱、姜、蒜、辣椒末少许，淋烹调油（如香油、花椒油、辣椒油等）5 毫升，加盐 1 克或酱油 5 毫升调味。

食材和烹调方法的可选项

1.玉米糁最好提前泡制和煮制，这样更容易煮烂，口感更好。

2.牛肉可以用其他肉代替。

3.水果可以放在餐后的加餐中。

试吃体验

杂粮饭清香扑鼻；香菜牛肉丸汤微酸，鲜美开胃；凉拌四季豆脆嫩爽口。整餐饱腹感强。

难度指数：★★★

口感指数：★★★★★

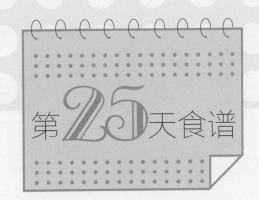

第25天食谱

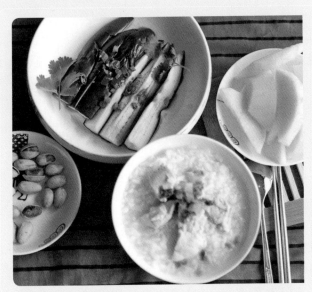

含量水平

能量：★★★★

脂肪：★★★★★

钠：★★★

膳食纤维：★★★

胆固醇：★★★

食物名称	质量（克）	能量（千卡）	蛋白质（克）	脂肪（克）	碳水化合物（克）	钠（毫克）	膳食纤维（克）	胆固醇（毫克）
大米	70	242	5.2	0.6	54.5	2.7	0.5	0.0
茄子	100	20	1.0	0.2	4.6	5.0	1.2	0.0
生菜	30	4	0.4	0.1	0.6	9.2	0.2	0.0
苹果	110	43	0.2	0.2	11.3	1.3	1.0	0.0
开心果	25	126	4.2	10.9	4.5	0.0	1.7	0.0
鸡胸肉	100	133	19.4	5.0	2.5	34.4	0.0	82.0
烹调油	5	45	0.0	5.0	0.0	0.0	0.0	0.0
盐	1	0	0.0	0.0	0.0	393.1	0.0	0.0

营养成分表			
项目	一餐		占参考摄入量
能量	613	千卡	31%
蛋白质	30.4	克	51%
脂肪	22.0	克	36%
碳水化合物	78.0	克	26%
钠	445.7	毫克	22%
膳食纤维	4.6	克	18%
胆固醇	82.0	毫克	27%

第二十五天早餐食谱解读

　　早餐主食的总量相当于 70 克米面，蔬菜 130 克，水果 110 克，蛋白质食物 100 克，坚果 1 把（约 25 克）。该餐有充足能量，约 613 千卡，含丰富的蛋白质，并很好地控制了钠盐和胆固醇，但膳食纤维含量偏低。

食物准备

　　1. 茄子洗净，切条，放在水里煮 10 分钟捞出，加葱、姜、蒜、辣椒末少许，淋烹调油（如香油、花椒油、辣椒油等）5 毫升，加盐 1 克或酱油 5 毫升调味。

　　2. 鸡胸肉洗净，切小块备用；70 克大米按 1：6 的比例加约 420 毫升水，放入鸡肉块，然后用带煮粥功能的电饭煲烹熟或者用炖锅煮制，煮熟后可以在起锅前加入少量的生菜叶，盐少许。

　　3. 苹果去皮，切块。

　　4. 取开心果（原味）1 把。

食材和烹调方法的可选项

1. 主食可用其他品种部分替代，如杂粮馒头、薯类等。

2. 生菜起锅前加入，更具清香气味。

3. 肉稀饭可以根据喜好适当调味。

4. 鸡肉也可以用其他肉或豆腐等代替，使食材多样化。

试吃体验

鸡肉粥清香适口，凉拌茄子滋味宜人。

难度指数：★ ★

口感指数：★ ★ ★ ★

中餐

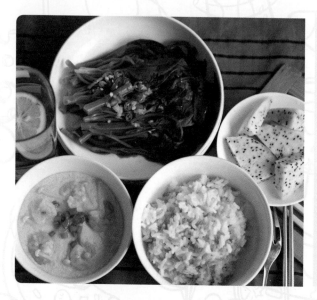

含量水平

能量：★★★

脂肪：★★★

钠：★★★★

膳食纤维：★★★

胆固醇：★★★★★

食物名称	质量 (克)	能量 (千卡)	蛋白质 (克)	脂肪 (克)	碳水化合物 (克)	钠 (毫克)	膳食纤维 (克)	胆固醇 (毫克)
小麦	20	63	2.4	0.3	15.0	1.4	2.2	0.0
大米	50	173	3.7	0.4	39.0	1.9	0.3	0.0
空心菜	140	21	2.3	0.3	3.8	100.3	1.5	0.0
火龙果	100	35	0.8	0.1	9.2	0.0	1.4	0.0
鸡蛋	50	63	5.9	3.9	1.2	57.9	0.0	264.0
冻虾仁	35	20	4.0	0.2	0.6	35.3	0.0	41.2
烹调油	10	90	0.0	10.0	0.0	0.0	0.0	0.0
盐	2	0	0.0	0.0	0.0	786.2	0.0	0.0

营养成分表			
项目	一餐		占参考摄入量
能量	465	千卡	23%
蛋白质	19.1	克	32%
脂肪	15.2	克	25%
碳水化合物	68.8	克	23%
钠	983.0	毫克	49%
膳食纤维	5.4	克	22%
胆固醇	305.2	毫克	102%

第二十五天中餐食谱解读

中餐主食的总量相当于 70 克米面（20 克小麦等同于同等质量的米面），蔬菜 140 克，水果 100 克，蛋白质食物 85 克。该餐有充足能量，约 465 千卡，含丰富的蛋白质，并很好地控制了脂肪，但膳食纤维含量偏低，对胆固醇和钠盐还可以进一步加以控制。

食物准备

1. 70 克的大米和小麦按 1 :（2 ~ 3）的比例加约 200 毫升水，然后用电饭煲烹熟（也可以用蒸锅蒸熟）。

2. 空心菜洗净，煮 3 分钟出锅，加葱、姜、蒜、辣椒末少许，淋烹调油（如香油、花椒油、辣椒油等）5 毫升，加盐 1 克或酱油 5 毫升调味。

3. 火龙果，去皮切片。

4. 冻虾仁解冻，洗净，放入水中煮 5 分钟，捞出备用。鸡蛋打散，加 2 倍体积的冷开水混匀，置于蒸锅里上气蒸 10 分钟，起锅前放入虾仁，起锅后加入盐 1 克或酱油 5 毫升、烹调油（如香油）5 毫升调味。

5. 柠檬水一杯。

食材和烹调方法的可选项

1. 小麦最好提前泡制和煮制，这样更容易煮烂，口感更好。
2. 蔬菜和水果的量可以酌情增加，以增加膳食纤维。
3. 用其他不含盐的辛香料和调味料代替盐。
4. 水果可以放在餐后的加餐中。

试吃体验

蒸鸡蛋软嫩细滑，口感鲜美；凉拌空心菜口感清爽。

难度指数：★ ★

口感指数：★ ★ ★

⏰ 晚餐

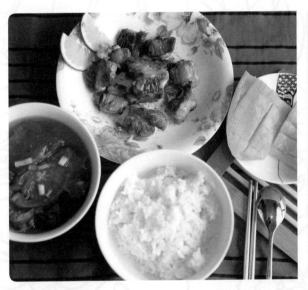

含量水平

能量：★ ★ ★ ★

脂肪：★ ★ ★ ★ ★

钠：★ ★ ★ ★

膳食纤维：★ ★ ★

胆固醇：★ ★ ★ ★ ★

食物名称	质量 （克）	能量 （千卡）	蛋白质 （克）	脂肪 （克）	碳水化合物 （克）	钠 （毫克）	膳食纤维 （克）	胆固醇 （毫克）
大米	70	242	5.2	0.6	54.5	2.7	0.5	0.0
番茄	120	22	1.0	0.2	4.7	5.8	0.6	0.0
生菜	30	4	0.4	0.1	0.6	9.2	0.2	0.0
杧果	120	23	0.4	0.1	6.0	2.0	0.9	0.0
猪小排	150	300	18.0	24.9	0.8	67.6	0.0	157.7
烹调油	0	0	0.0	0.0	0.0	0.0	0.0	0.0
盐	2	0	0.0	0.0	0.0	786.2	0.0	0.0

营养成分表		
项目	一餐		占参考摄入量
能量	591	千卡	30%
蛋白质	25.0	克	42%
脂肪	25.9	克	43%
碳水化合物	66.6	克	22%
钠	873.5	毫克	44%
膳食纤维	2.2	克	9%
胆固醇	157.7	毫克	53%

第
二
十
五
天
晚
餐
食
谱
解
读

晚餐主食的总量相当于 70 克米面，蔬菜 150 克，水果 120 克，蛋白质食物 110 克（150 克猪小排的去骨质量）。该餐有充足能量，约 591 千卡，含丰富的蛋白质，但膳食纤维含量偏低，对脂肪、胆固醇和钠盐还可以进一步加以控制。

食物准备

1.70 克大米按 1 :（2 ~ 3）的比例加约 200 毫升水，然后用电饭煲煮熟（也可以用蒸锅蒸熟）。

2.番茄洗净切片，生菜洗净，入清水煮沸 3 ~ 5 分钟，然后起锅。

3.杧果，划口切块。

4.猪小排切块洗净，用盐 2 克和料酒入味，放置 10 分钟后入烤箱烤制 20 分钟至外表焦黄，取出摆盘，后加入孜然粉、黑胡椒粉等香料调味。

食材和烹调方法的可选项

1.用粗杂粮和薯类替换部分大米，以改变口味和增加膳食纤维。

2.猪小排可以用其他肉代替，以减少脂肪和胆固醇。

3.烤制食物本身有香味，可以少用盐。

4.水果可以放在餐后的加餐中。

试吃体验

排骨焦香适口，番茄汤微酸开胃。

难度指数：★ ★ ★

口感指数：★ ★ ★ ★

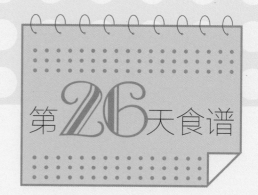

第26天食谱

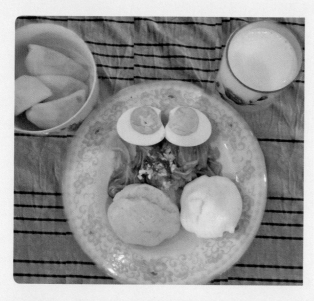

含量水平

能量：★★★

脂肪：★★★

钠：★★★★

膳食纤维：★★★

胆固醇：★★★★★

食物名称	质量（克）	能量（千卡）	蛋白质（克）	脂肪（克）	碳水化合物（克）	钠（毫克）	膳食纤维（克）	胆固醇（毫克）
馒头	80	177	5.6	0.9	37.6	132.1	1.0	0.0
大白菜	100	19	1.6	0.2	3.4	82.2	0.6	0.0
桃子	120	50	0.9	0.1	12.6	5.9	1.3	0.0
低脂牛奶	200	90	6.8	2.6	10.0	134.0	0.0	10.0
鸡蛋	50	63	5.9	3.9	1.2	57.9	0.0	264.0
烹调油	5	45	0.0	5.0	0.0	0.0	0.0	0.0
盐	1	0	0.0	0.0	0.0	393.1	0.0	0.0

尝试 *30* 天改变您的饮食和血压

营养成分表			
项目	一餐		占参考摄入量
能量	444	千卡	22%
蛋白质	20.8	克	35%
脂肪	12.7	克	21%
碳水化合物	64.8	克	22%
钠	805.2	毫克	40%
膳食纤维	2.9	克	12%
胆固醇	274.0	毫克	91%

第二十六天早餐食谱解读

早餐主食的总量相当于 50 克米面（80 克馒头相当于 50 克米面），蔬菜 100 克，水果 120 克，蛋白质食物 50 克，还额外包括低脂牛奶 200 毫升。该餐有充足能量，约 444 千卡，含丰富的蛋白质，并很好地控制了脂肪，但膳食纤维含量偏低，对胆固醇和钠盐还可以进一步加以控制。

食物准备

1. 杂粮馒头为市售成品。

2. 大白菜洗净，掰成块，煮 3 分钟出锅，加葱、姜、蒜、辣椒末少许，淋烹调油（如香油、花椒油、辣椒油等）5 毫升，加盐 1 克或酱油 5 毫升调味。

3. 桃子去皮，切块。

4. 鸡蛋用水煮 5 分钟，去壳，切块。

5. 取市售低脂牛奶 250 毫升，装入杯中。

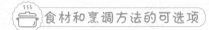 食材和烹调方法的可选项

1. 主食的量可以因人而异，酌情增减。

2. 蔬菜和水果可以用其他应季果蔬替换。

3. 鸡蛋可以用其他肉或者豆制品替代。

4. 可以在餐后加坚果。

试吃体验

凉拌大白菜口感脆嫩，清香扑鼻。整餐饱腹感明显。

难度指数：★

口感指数：★ ★ ★

尝试30天改变您的饮食和血压

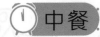

中 餐 ···

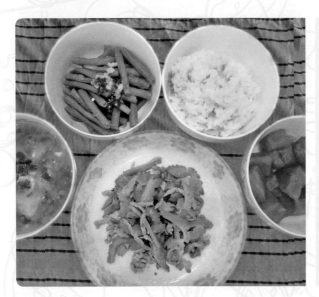

含量水平

能量：★ ★ ★ ★

脂肪：★ ★ ★ ★

钠：★ ★ ★ ★

膳食纤维：★ ★ ★

胆固醇：★ ★ ★ ★ ★

食物名称	质量 （克）	能量 （千卡）	蛋白质 （克）	脂肪 （克）	碳水化合物 （克）	钠 （毫克）	膳食纤维 （克）	胆固醇 （毫克）
大米	50	173	3.7	0.4	39.0	1.9	0.3	0.0
豇豆（鲜）	100	28	2.8	0.3	5.7	2.1	2.2	0.0
番茄	100	18	0.9	0.2	3.9	4.8	0.5	0.0
苦瓜	50	8	0.4	0.0	2.0	1.0	0.6	0.0
西瓜	100	14	0.3	0.1	3.2	1.8	0.2	0.0
猪肉（瘦）	80	114	16.2	5.0	1.2	46.0	0.0	64.8
鸡蛋	50	63	5.9	3.9	1.2	57.9	0.0	264.0
烹调油	10	90	0.0	10.0	0.0	0.0	0.0	0.0
盐	2	0	0.0	0.0	0.0	786.2	0.0	0.0

营养成分表			
项目	一餐		占参考摄入量
能量	508	千卡	25%
蛋白质	30.2	克	50%
脂肪	19.9	克	33%
碳水化合物	56.2	克	19%
钠	901.7	毫克	45%
膳食纤维	3.8	克	15%
胆固醇	328.8	毫克	110%

第二十六天中餐食谱解读

中餐主食的总量相当于 50 克米面，蔬菜 250 克，水果 100 克，蛋白质食物 130 克（80 克瘦猪肉与 50 克鸡蛋）。该餐有充足能量，约 508 千卡，含丰富的蛋白质，并很好地控制了脂肪，但膳食纤维含量偏低，对胆固醇和钠盐还可以进一步加以控制。

食物准备

1.50 克大米按 1∶（2～3）的比例加约 150 毫升水，然后用电饭煲烹熟（也可以用蒸锅蒸熟）。

2.鲜豇豆折成节，洗净，煮 5 分钟出锅，加葱、姜、蒜、辣椒末少许，淋烹调油（如香油、花椒油、辣椒油等）3 毫升，加盐 1 克或酱油 3 毫升调味。

3.苦瓜洗净切片备用，瘦猪肉切丝备用；锅热后，加入烹调油（如菜籽油）7 毫升，将切好的肉片放入锅中翻炒至变色，加苦瓜单独炒 3 分钟，再加盐 1 克，葱、姜、蒜、辣椒末少许调味，混匀出锅。

4.番茄洗净，放入烧开的水中煮 3 分钟，鸡蛋提前打散，倒入番茄汤中，再煮 2 分钟，然后直接起锅，加葱、姜、蒜、辣椒末少许和盐少许调味。

5.西瓜去皮切块，约大半碗。

食材和烹调方法的可选项

1. 用粗杂粮和薯类替换部分大米，以改变口味和增加膳食纤维。

2. 猪肉可以用其他肉代替，减少胆固醇的摄入。

3. 尽量少放盐，蔬菜可以吃原味。

4. 水果可以放在餐后的加餐中。

试吃体验

苦瓜炒肉滋味丰富，凉拌豇豆清香适口，番茄汤酸爽开胃。

难度指数：★ ★

口感指数：★ ★ ★

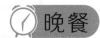 晚餐

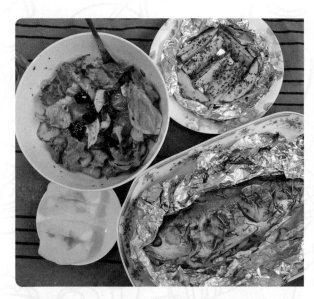

含量水平

能量：★★★

脂肪：★★★★

钠：★★★★

膳食纤维：★★★

胆固醇：★★★★

食物名称	质量（克）	能量（千卡）	蛋白质（克）	脂肪（克）	碳水化合物（克）	钠（毫克）	膳食纤维（克）	胆固醇（毫克）
马铃薯	130	93	2.4	0.2	21.0	3.3	0.9	0.0
小番茄	100	13	0.6	0.1	3.2	8.3	0.8	0.0
黄瓜	60	8	0.4	0.1	1.6	2.7	0.3	0.0
生菜	60	7	0.7	0.2	1.1	18.5	0.4	0.0
苹果	100	40	0.2	0.2	10.3	1.2	0.9	0.0
南瓜子仁	10	57	3.3	4.8	0.5	2.1	0.5	0.0
黄鱼	300	187	33.8	5.7	0.2	194.7	0.0	139.9
烹调油	5	45	0.0	5.0	0.0	0.0	0.0	0.0
盐	1	0	0.0	0.0	0.0	393.1	0.0	0.0

营养成分表			
项目	一餐		占参考摄入量
能量	450	千卡	23%
蛋白质	41.4	克	69%
脂肪	16.3	克	27%
碳水化合物	37.9	克	13%
钠	623.9	毫克	31%
膳食纤维	3.8	克	15%
胆固醇	139.9	毫克	47%

尝试 *30* 天改变您的饮食和血压

第二十六天晚餐食谱解读

晚餐主食的总量相当于 35 克米面（130 克马铃薯相当于 35 克米面），蔬菜 220 克，水果 100 克，蛋白质食物 200 克（300 克黄鱼去骨后的鱼肉质量）。该餐能量适宜，约 450 千卡，含丰富的蛋白质，并很好地控制了钠盐和脂肪，但膳食纤维含量偏低，对胆固醇还可以进一步加以控制。

食物准备

1. 马铃薯（土豆）去皮切块，刷油少许，加入香料（如孜然、牛至等）和微量的盐，用锡箔纸包裹，烤制 20 分钟。

2. 小番茄洗净切片，生菜洗净掰成片，黄瓜切片，加入烹调油（如橄榄油）3 毫升，其他调味料如腌制的橄榄、干制的番茄干、南瓜子仁、醋等少许，拌匀即可。

3. 黄鱼去内脏，洗净，撒上牛至、小茴香等香料，用锡箔纸包好，入烤箱烤制 20 分钟。

4. 苹果去皮，切块。

食材和烹调方法的可选项

1. 马铃薯的量酌情增加，或者增加其他主食品种。

2. 橄榄油可以用色拉油替代。

3. 腌制的食物含盐较高，尽量少用。

4. 水果可以放在餐后的加餐中。

试吃体验

烤鱼嫩而鲜美，有调料的芬芳；烤马铃薯焦香适口；蔬菜沙拉滋味丰富，开胃。

难度指数：★ ★ ★ ★

口感指数：★ ★ ★ ★ ★

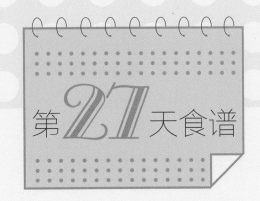

第27天食谱

⏰ 早餐

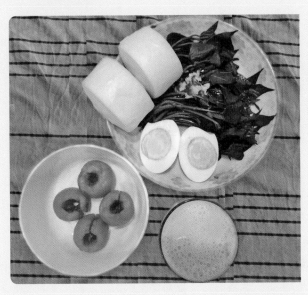

含量水平

能量：★★★
脂肪：★★★
钠：★★★★
膳食纤维：★★★
胆固醇：★★★★★

食物名称	质量 （克）	能量 （千卡）	蛋白质 （克）	脂肪 （克）	碳水化合物 （克）	钠 （毫克）	膳食纤维 （克）	胆固醇 （毫克）
馒头	80	177	5.6	0.9	37.6	132.1	1.0	0.0
红薯叶	100	58	4.8	0.7	9.0	41.6	1.0	0.0
枇杷	100	24	0.5	0.1	5.8	2.5	0.5	0.0
低脂牛奶	200	90	6.8	2.6	10.0	134.0	0.0	10.0
鸡蛋	50	63	5.9	3.9	1.2	57.9	0.0	264.0
烹调油	5	45	0.0	5.0	0.0	0.0	0.0	0.0
盐	1	0	0.0	0.0	0.0	393.1	0.0	0.0

营养成分表			
项目	一餐		占参考摄入量
能量	457	千卡	23%
蛋白质	23.6	克	39%
脂肪	13.2	克	22%
碳水化合物	63.6	克	21%
钠	761.2	毫克	38%
膳食纤维	2.5	克	10%
胆固醇	274.0	毫克	91%

第二十七天早餐食谱解读

　　早餐主食的总量相当于 50 克米面（80 克馒头相当于 50 克米面），蔬菜 100 克，水果 100 克，蛋白质食物 50 克，低脂牛奶 1 杯 200 毫升。该餐有充足能量，约 457 千卡，含丰富的蛋白质，并很好地控制了钠盐和脂肪，但膳食纤维含量偏低，对胆固醇还可以进一步加以控制。

食物准备

　　1. 馒头为市售成品。

　　2. 红薯叶（红苕尖）洗净，入水煮 3 分钟捞出，加葱、姜、蒜、辣椒末少许，淋烹调油（如香油、花椒油、辣椒油等）5 毫升，加盐 1 克或酱油 5 毫升调味。

　　3. 枇杷去皮，去核。

　　4. 鸡蛋用水煮 5 分钟，去壳，切块。

食材和烹调方法的可选项

1. 白面馒头添加有盐，可部分替换为薯类，减少盐的摄入。
2. 蔬菜和水果的量可以酌情增加，以增加膳食纤维。
3. 鸡蛋可以用其他肉或者豆制品代替，以减少胆固醇的摄入。
4. 水果可以放在餐后的加餐中，也可以增加一点坚果。

试吃体验

凉拌红薯叶口感脆嫩，清香扑鼻。整餐饱腹感明显。

难度指数：★ ★

口感指数：★ ★ ★ ★

尝试*30*天改变您的饮食和血压

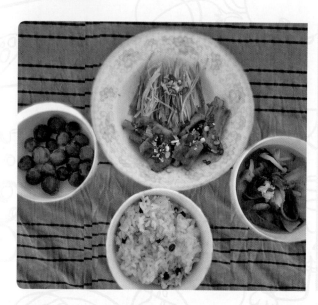

含量水平

能量：★ ★ ★ ★

脂肪：★ ★ ★ ★ ★

钠：★ ★ ★ ★

膳食纤维：★ ★ ★

胆固醇：★ ★ ★ ★

食物名称	质量 （克）	能量 （千卡）	蛋白质 （克）	脂肪 （克）	碳水化合物 （克）	钠 （毫克）	膳食纤维 （克）	胆固醇 （毫克）
大米	60	208	4.4	0.5	46.7	2.3	0.4	0.0
红豆	10	31	2.0	0.1	6.3	0.2	0.8	0.0
小白菜	100	12	1.2	0.2	2.2	59.5	0.9	0.0
莴笋	100	9	0.6	0.1	1.7	22.6	0.4	0.0
蘑菇（鲜）	40	8	1.1	0.0	1.6	3.3	0.8	0.0
葡萄	150	55	0.6	0.3	13.3	1.7	0.5	0.0
猪小排	120	240	14.4	20.0	0.6	54.1	0.0	126.1
烹调油	5	45	0.0	5.0	0.0	0.0	0.0	0.0
盐	2	0	0.0	0.0	0.0	786.2	0.0	0.0

营养成分表			
项目	一餐		占参考摄入量
能量	608	千卡	30%
蛋白质	24.3	克	41%
脂肪	26.2	克	44%
碳水化合物	72.4	克	24%
钠	929.9	毫克	46%
膳食纤维	3.8	克	15%
胆固醇	126.1	毫克	42%

中餐主食的总量相当于 70 克米面（10 克红豆相当于同等质量的米面），蔬菜 240 克，水果 150 克，蛋白质食物 80 克（120 克猪小排去骨后的质量）。该餐有充足能量，约 608 千卡，含丰富的蛋白质，但膳食纤维含量偏低，对脂肪、胆固醇和钠还可以进一步加以控制。

食物准备

1. 70 克的大米和红豆按 1 :（2 ~ 3）的比例加约 200 毫升水，然后用电饭煲烹熟（也可以用蒸锅蒸熟）。

2. 小白菜和鲜蘑菇洗净，用清水煮沸 3 分钟，然后起锅，加盐、葱末、蒜末、辣椒丝少许调味。

3. 葡萄洗净，装盘。

4. 猪小排洗净，焯水后用吸水纸控水，裹上锡箔纸，放入烤箱里烤制 20 分钟，控油出炉；配以莴笋丝调色，加葱、姜、蒜、辣椒末少许，淋烹调油（如香油、花椒油、辣椒油等）5 毫升，加盐 1 克或酱油 5 毫升调味。

食材和烹调方法的可选项

1. 红豆最好提前泡制和预煮一下，这样更容易煮烂，口感更好。

2. 猪小排也可以用煮炖的方式加工，以方便控油。

3. 莴笋丝可以焯水后凉拌。

4. 水果可以放在餐后的加餐中。

试吃体验

猪小排干香爽口，生拌莴笋丝清爽开胃，清水白菜蘑菇汤清香滋润。整餐饱腹感强。

难度指数：★ ★ ★

口感指数：★ ★ ★ ★

晚餐

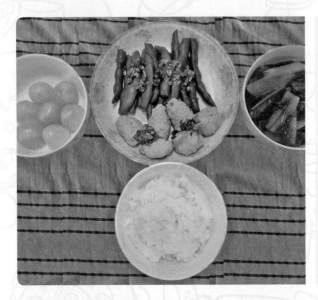

含量水平

能量：★ ★ ★ ★

脂肪：★ ★ ★ ★

钠：★ ★ ★ ★

膳食纤维：★ ★ ★

胆固醇：★ ★ ★

食物名称	质量（克）	能量（千卡）	蛋白质（克）	脂肪（克）	碳水化合物（克）	钠（毫克）	膳食纤维（克）	胆固醇（毫克）
大米	70	242	5.2	0.6	54.5	2.7	0.5	0.0
四季豆（鲜）	110	30	2.1	0.4	6.0	9.1	1.6	0.0
莴笋叶	100	16	1.2	0.2	3.2	34.8	0.9	0.0
荔枝	150	77	1.0	0.2	18.2	1.9	0.5	0.0
猪肉（瘦）	80	114	16.2	5.0	1.2	46.0	0.0	64.8
烹调油	10	90	0.0	10.0	0.0	0.0	0.0	0.0
盐	2	0	0.0	0.0	0.0	786.2	0.0	0.0

营养成分表			
项目	一餐		占参考摄入量
能量	569	千卡	28%
蛋白质	25.7	克	43%
脂肪	16.4	克	27%
碳水化合物	83.1	克	28%
钠	880.7	毫克	44%
膳食纤维	3.5	克	14%
胆固醇	64.8	毫克	22%

晚餐主食的总量相当于 70 克米面，蔬菜 210 克，水果 150 克，蛋白质食物 80 克。该餐有充足能量，约 569 千卡，含丰富的蛋白质，并很好地控制了脂肪和胆固醇，但膳食纤维含量偏低，对钠盐还可以进一步加以控制。

食物准备

1. 70 克大米按 1 :（2 ~ 3）的比例加 200 毫升水（大半杯水），然后用电饭煲烹熟（也可以用蒸锅蒸熟）。

2. 莴笋叶洗净，放入水中煮 3 ~ 5 分钟，然后直接起锅。

3. 鲜四季豆折成段，洗净，煮 10 分钟，捞出备用；瘦猪肉剁成肉末，待水开时，用小勺把肉末弄成肉丸，放入锅中，煮 5 分钟，捞出；配以煮熟的四季豆，加葱、姜、蒜、辣椒末少许，淋烹调油（如香油、花椒油、辣椒油等）10 毫升，加盐 2 克或酱油 10 毫升调味。

4. 荔枝去壳，装盘。

食材和烹调方法的可选项

1. 用粗杂粮和薯类部分替换大米，以改变口味和增加膳食纤维。

2. 四季豆一定要煮透至没有生味。

3. 可以用其他肉代替猪肉。

4. 水果可以放在餐后的加餐中。

试吃体验

莴笋叶汤清香扑鼻；猪肉丸子滋味丰富，鲜美爽口；四季豆清香脆嫩。

难度指数：★★

口感指数：★★★★

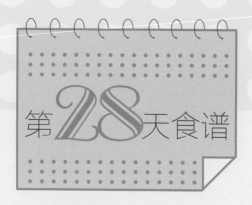

第28天食谱

早餐

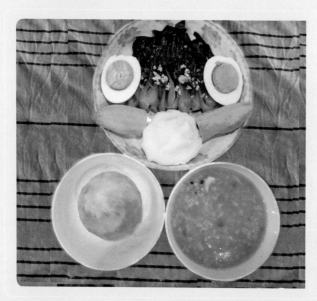

含量水平

能量：★★★

脂肪：★★★

钠：★★★

膳食纤维：★★★★

胆固醇：★★★★★

食物名称	质量	能量	蛋白质	脂肪	碳水化合物	钠	膳食纤维	胆固醇
	（克）	（千卡）	（克）	（克）	（克）	（毫克）	（克）	（毫克）
大米	30	104	2.2	0.2	23.4	1.1	0.2	0.0
米糕	40	83	1.9	0.0	18.8	1.4	0.0	0.0
红薯	100	89	1.0	0.2	22.2	25.6	1.4	0.0
绿豆	10	32	2.2	0.1	6.2	0.3	0.6	0.0
小白菜	100	12	1.2	0.2	2.2	59.5	0.9	0.0
桃子	150	62	1.2	0.1	15.7	7.4	1.7	0.0
鸡蛋	50	63	5.9	3.9	1.2	57.9	0.0	264.0
烹调油	5	45	0.0	5.0	0.0	0.0	0.0	0.0
盐	1	0	0.0	0.0	0.0	393.1	0.0	0.0

营养成分表			
项目	一餐		占参考摄入量
能量	490	千卡	25%
蛋白质	15.6	克	26%
脂肪	9.7	克	16%
碳水化合物	89.7	克	30%
钠	546.3	毫克	27%
膳食纤维	4.8	克	20%
胆固醇	264.0	毫克	88%

第二十八天早餐食谱解读

　　早餐主食的总量相当于 90 克米面（100 克红薯相当于 25 克米面，40 克米糕相当于 25 克米面，10 克绿豆相当于同等质量的米面），蔬菜 100 克，水果 150 克，蛋白质食物 50 克。该餐有充足能量，约 490 千卡，含适量的蛋白质，并很好地控制了钠盐和脂肪，膳食纤维含量相对充足，对胆固醇还可以进一步加以控制。

食物准备

　　1. 米糕（发糕）为市售成品；40 克的大米和绿豆按 1 ：6 的比例加约 240 毫升水（大半杯水），然后用带煮粥功能的电饭煲烹熟或者用炖锅煮制。红薯洗净，去皮，切块，煮 10 分钟，捞出。

　　2. 小白菜洗净，煮 3 分钟出锅，加葱、姜、蒜、辣椒末少许，淋烹调油（如香油、花椒油、辣椒油等）5 毫升，加盐 1 克或酱油 5 毫升调味。

　　3. 桃子去皮。

　　4. 鸡蛋用水煮 5 分钟，去壳，切块。

食材和烹调方法的可选项

1. 蔬菜和水果可以用其他应季果蔬替换。

2. 鸡蛋可以用其他肉代替。

3. 可以增加低脂牛奶或者坚果。

4. 水果可以放在餐后的加餐中。

试吃体验

　　绿豆粥干稀合适，清香适口；小白菜脆嫩，滋味丰富。

难度指数：★ ★

口感指数：★ ★ ★

中餐

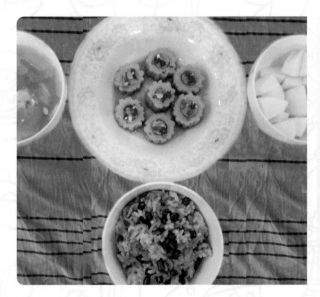

含量水平

能量：★ ★ ★ ★

脂肪：★ ★ ★ ★

钠：★ ★ ★

膳食纤维：★ ★ ★ ★

胆固醇：★ ★ ★

食物名称	质量 （克）	能量 （千卡）	蛋白质 （克）	脂肪 （克）	碳水化合物 （克）	钠 （毫克）	膳食纤维 （克）	胆固醇 （毫克）
大米	50	173	3.7	0.4	39.0	1.9	0.3	0.0
红豆	20	62	4.0	0.1	12.7	0.4	1.5	0.0
冬瓜	100	9	0.3	0.2	2.1	1.4	0.6	0.0
苦瓜	100	15	0.8	0.1	4.0	2.0	1.1	0.0
苹果	100	40	0.2	0.2	10.3	1.2	0.9	0.0
猪肉（瘦）	90	129	18.3	5.6	1.4	51.8	0.0	72.9
烹调油	10	90	0.0	10.0	0.0	0.0	0.0	0.0
盐	1	0	0.0	0.0	0.0	393.1	0.0	0.0

营养成分表			
项目	一餐		占参考摄入量
能量	518	千卡	26%
蛋白质	27.3	克	45%
脂肪	16.6	克	27%
碳水化合物	69.5	克	23%
钠	451.8	毫克	23%
膳食纤维	4.4	克	18%
胆固醇	72.9	毫克	24%

第二十八天中餐食谱解读

　　中餐主食的总量相当于70克米面（20克红豆相当于同等质量的米面），蔬菜200克，水果100克，蛋白质食物90克。该餐有充足能量，约518千卡，含丰富的蛋白质，并很好地控制了钠盐、脂肪和胆固醇，膳食纤维含量相对充足。

食物准备

　　1.70克的大米和红豆按1∶（2～3）的比例加约200毫升水，然后用电饭煲烹熟（也可以用蒸锅蒸熟）。

　　2.冬瓜去皮，洗净，切块，入水中煮沸5分钟，然后出锅，加盐、葱末、蒜末、辣椒丝少许调味。

　　3.苹果去皮，切块。

　　4.苦瓜洗净，切段，掏空中间的瓤备用；将瘦猪肉洗净切碎成肉末，塞进苦瓜中间的孔里，放入锅中蒸10分钟出锅；撒葱、姜、蒜、辣椒末少许，淋烹调油（如香油、花椒油、辣椒油等）10毫升，加盐1克或酱油5毫升调味。

食材和烹调方法的可选项

1. 红豆最好提前泡制和预煮，这样更容易煮烂，口感更好。
2. 蔬菜和水果的量可以酌情增加，以增加膳食纤维。
3. 猪肉可以用其他肉代替。
4. 水果可以放在餐后的加餐中。

试吃体验

红豆饭色泽鲜艳，清香四溢；蒸肉苦瓜滋味丰富，口感好；冬瓜汤清香开胃。

难度指数：★ ★ ★

口感指数：★ ★ ★ ★ ★

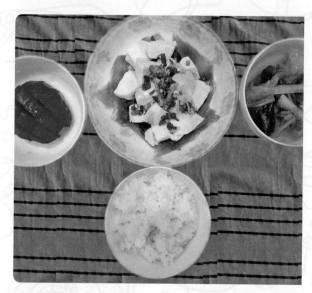

含量水平

能量：★★★
脂肪：★★★
钠：★★★★
膳食纤维：★★★
胆固醇：★★★

食物名称	质量 （克）	能量 （千卡）	蛋白质 （克）	脂肪 （克）	碳水化合物 （克）	钠 （毫克）	膳食纤维 （克）	胆固醇 （毫克）
大米	70	242	5.2	0.6	54.5	2.7	0.5	0.0
豆腐	150	86	9.3	3.8	3.9	4.7	0.3	0.0
番茄	130	24	1.1	0.3	5.0	6.3	0.6	0.0
小白菜	110	13	1.3	0.3	2.4	65.5	1.0	0.0
莴笋	100	9	0.6	0.1	1.7	22.6	0.4	0.0
白砂糖	10	40	0.0	0.0	10.0	0.0	0.0	0.0
烹调油	5	45	0.0	5.0	0.0	0.0	0.0	0.0
盐	2	0	0.0	0.0	0.0	786.2	0.0	0.0

营养成分表		
项目	一餐		占参考摄入量
能量	459	千卡	23%
蛋白质	17.5	克	29%
脂肪	10.1	克	16%
碳水化合物	77.5	克	26%
钠	888.0	毫克	44%
膳食纤维	2.8	克	11%
胆固醇	0.0	毫克	0%

第二十八天晚餐食谱解读

晚餐主食的总量相当于 70 克米面；蔬菜 210 克，水果（番茄属于两用植物果实，可作为菜也可作为水果食用）130 克，蛋白质食物 75 克（150 克豆腐相当于 75 克肉）。该餐能量适宜，约 459 千卡，含足量的蛋白质，并很好地控制了脂肪和胆固醇，但膳食纤维含量偏低，对钠盐还可以进一步加以控制。

食物准备

1.70 克大米按 1 :（2～3）的比例加约 200 毫升水，然后用电饭煲烹熟（也可以用蒸锅蒸熟）。

2.小白菜洗净，折成节，用清水煮沸 3 分钟，然后起锅。

3.莴笋去皮，切片，入清水中煮 3 分钟，捞出，装盘备用；嫩豆腐切块，焯水捞出，置于莴笋片之上；加葱、姜、蒜、辣椒末少许，淋烹调油（如香油、花椒油、辣椒油等）5 毫升，加盐 2 克或酱油 10 毫升调味。

4.番茄洗净，去皮，切瓣，撒上白砂糖 10 克。

食材和烹调方法的可选项

1.用粗杂粮和薯类替换部分大米，以改变口味和增加膳食纤维。

2.糖拌番茄可以用其他水果代替。

3.豆腐可以用其他肉代替。

试吃体验

凉拌豆腐莴笋滋味丰富，鲜美可口；小白菜汤清爽怡人；糖拌番茄酸甜开胃。

难度指数：★

口感指数：★★★★

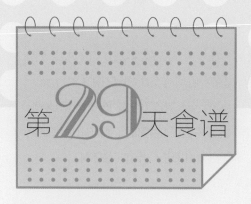

第29天食谱

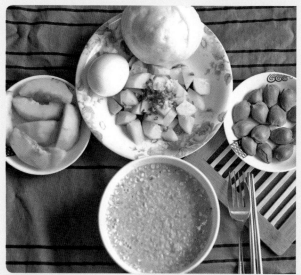

🕐 早餐

含量水平

能量：★★★★

脂肪：★★★★★

钠：★★★

膳食纤维：★★★★★

胆固醇：★★★★★

食物名称	质量（克）	能量（千卡）	蛋白质（克）	脂肪（克）	碳水化合物（克）	钠（毫克）	膳食纤维（克）	胆固醇（毫克）
杂粮馒头	70	143	3.4	1.4	31.6	1.0	2.4	0.0
燕麦片	30	110	4.5	2.0	20.1	1.1	1.6	0.0
豆浆	250	35	4.5	1.8	2.8	7.5	2.8	0.0
黄瓜	100	14	0.7	0.2	2.7	4.5	0.5	0.0
桃子	150	62	1.2	0.1	15.7	7.4	1.7	0.0
杏仁	25	140	5.6	11.4	6.0	2.1	2.0	0.0
鸡蛋	50	63	5.9	3.9	1.2	57.9	0.0	264.0
烹调油	5	45	0.0	5.0	0.0	0.0	0.0	0.0
盐	1	0	0.0	0.0	0.0	393.1	0.0	0.0

营养成分表			
项目	一餐		占参考摄入量
能量	612	千卡	31%
蛋白质	25.8	克	43%
脂肪	25.8	克	43%
碳水化合物	80.1	克	27%
钠	474.6	毫克	24%
膳食纤维	11.0	克	43%
胆固醇	264.0	毫克	88%

第二十九天早餐食谱解读

　　早餐主食的总量相当于 70 克米面（70 克杂粮馒头相当于 40 克米面，30 克燕麦片相当于同等质量米面），蔬菜 100 克，水果 150 克，蛋白质食物 50 克，还额外包括无糖豆浆 1 杯（250 毫升）和坚果 1 把（约 25 克）。该餐有充足能量，约 612 千卡，含丰富的蛋白质，并很好地控制了钠盐，膳食纤维含量充足，对脂肪和胆固醇还可以进一步加以控制。

食物准备

　　1. 杂粮馒头为市售成品。

　　2. 燕麦片倒入碗中（约 2/3 碗），倒入豆浆 250 毫升，放入微波炉高火加热 1 分半钟即可。

　　3. 黄瓜去皮，洗净，切块，加葱、姜、蒜、辣椒末少许，淋烹调油（如香油、花椒油、辣椒油等）5 毫升，加盐 1 克或酱油 5 毫升调味。

　　4. 桃去皮，切块。

　　5. 鸡蛋用水煮 5 分钟，去壳。

　　6. 杏仁（原味）1 把。

食材和烹调方法的可选项

1. 豆浆可以用低脂牛奶替代，也可适量加糖，增加口感。
2. 蔬菜和水果可以用其他应季果蔬替换。
3. 鸡蛋可以用其他肉替代。
4. 水果可以放在餐后的加餐中。

试吃体验

> 燕麦片香醇；杂粮馒头柔软可口；凉拌黄瓜具有淡淡蒜香，脆嫩可口。
>
> 难度指数：★
>
> 口感指数：★★★★

中餐

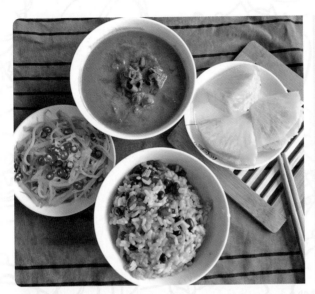

含量水平

能量：★★★★

脂肪：★★★

钠：★★★★

膳食纤维：★★★

胆固醇：★★★

食物名称	质量 （克）	能量 （千卡）	蛋白质 （克）	脂肪 （克）	碳水化合物 （克）	钠 （毫克）	膳食纤维 （克）	胆固醇 （毫克）
大米	50	173	3.7	0.4	39.0	1.9	0.3	0.0
红豆	20	62	4.0	0.1	12.7	0.4	1.5	0.0
绿豆芽	80	14	1.7	0.1	2.3	3.5	0.6	0.0
番茄	100	18	0.9	0.2	3.9	4.8	0.5	0.0
菠萝	140	39	0.5	0.1	10.3	0.8	1.2	0.0
牛肉（瘦）	120	127	24.2	2.8	1.4	64.3	0.0	69.6
烹调油	10	90	0.0	10.0	0.0	0.0	0.0	0.0
盐	2	0	0.0	0.0	0.0	786.2	0.0	0.0

营养成分表		
项目	一餐	占参考摄入量
能量	523	千卡	26%
蛋白质	35.0	克	58%
脂肪	13.7	克	23%
碳水化合物	69.6	克	23%
钠	861.9	毫克	43%
膳食纤维	4.1	克	17%
胆固醇	69.6	毫克	23%

中餐主食的总量相当于 70 克米面（20 克红豆相当于同等质量的米面），蔬菜 180 克，水果 140 克，蛋白质食物 120 克。该餐有充足能量，约 523 千卡，含丰富的蛋白质，并很好地控制了脂肪和胆固醇，但膳食纤维含量偏低，对钠盐还可以进一步加以控制。

食物准备

1. 70 克的大米和红豆按 1 :（2 ~ 3）的比例加约 200 毫升水，然后用电饭煲烹熟（也可以用蒸锅蒸熟）。

2. 绿豆芽焯水，撒葱、蒜、辣椒末少许，加盐 1 克调味。

3. 菠萝去皮，切片。

4. 将瘦牛肉洗净切小丁备用；番茄去皮洗净，切块；置锅于火上，倒入烹调油（如菜籽油）10 毫升，油热后加入番茄翻炒 1 分钟，加 300 毫升水，烧开，放入牛肉，小火煮 10 分钟，撒葱、姜、蒜、辣椒末少许，加盐 1 克调味。

食材和烹调方法的可选项

1. 红豆最好提前泡制和煮制，这样更容易煮烂，口感更好。

2. 牛肉可以用其他肉或者豆制品代替。

3. 水果可以放在餐后的加餐中。

试吃体验

红豆饭色泽鲜艳，清香四溢；番茄牛肉汤滋味丰富，口感好；绿豆芽清香脆嫩，爽口开胃。

难度指数：★★

口感指数：★★★★

晚餐 ··

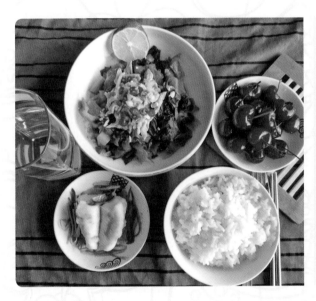

含量水平

能量：★★★

脂肪：★★★★

钠：★★★★

膳食纤维：★★★

胆固醇：★★★★

食物名称	质量 （克）	能量 （千卡）	蛋白质 （克）	脂肪 （克）	碳水化合物 （克）	钠 （毫克）	膳食纤维 （克）	胆固醇 （毫克）
大米	70	242	5.2	0.6	54.5	2.7	0.5	0.0
生菜	140	17	1.7	0.4	2.6	43.2	0.9	0.0
樱桃	110	40	1.0	0.2	9.0	7.0	0.3	0.0
鸡胸肉	40	53	7.8	2.0	1.0	13.8	0.0	32.8
巴沙鱼	75	50	8.4	1.8	0.0	24.2	0.0	79.5
烹调油	10	90	0.0	10.0	0.0	0.0	0.0	0.0
盐	2	0	0.0	0.0	0.0	786.2	0.0	0.0

营养成分表			
项目	一餐		占参考摄入量
能量	492	千卡	25%
蛋白质	24.1	克	40%
脂肪	15.0	克	25%
碳水化合物	67.1	克	22%
钠	877.1	毫克	44%
膳食纤维	1.7	克	7%
胆固醇	112.3	毫克	37%

第二十九天晚餐食谱解读

晚餐主食的总量相当于 70 克米面，蔬菜 140 克，水果 110 克，蛋白质食物 115 克。该餐有充足能量，约 492 千卡，含丰富的蛋白质，并很好地控制了脂肪和胆固醇，但膳食纤维含量偏低，对胆固醇还可以进一步加以控制。

食物准备

1. 70 克大米按 1 :（2 ~ 3）的比例加约 200 毫升水，然后用电饭煲烹熟（也可以用蒸锅蒸熟）。

2. 生菜洗净，切成段，下水煮 3 分钟，捞出备用。鸡胸肉洗净，入水煮至肉色变白，挤压无血水，捞出，撕成条状，铺在生菜上，加葱、姜、蒜、辣椒末少许，淋烹调油（如香油、花椒油、辣椒油等）7 毫升，加盐 1 克或酱油 5 毫升调味。

3. 将巴沙鱼解冻，洗净，用少量姜丝和料酒入味，然后放入锅中蒸熟 10 分钟后取出备用；加葱、姜、蒜、辣椒末少许，淋烹调油（如香油、花椒油、辣椒油等）3 毫升，加盐 1 克或酱油 5 毫升调味。

4. 樱桃洗净，装盘。

食材和烹调方法的可选项

1. 用粗杂粮和薯类部分替换大米，以改变口味和增加膳食纤维。

2. 蔬菜和水果的量可以酌情增加，以增加膳食纤维。

3. 用其他不含盐的辛香料和调味料代替盐。

4. 水果可以放在餐后的加餐中。

试吃体验

　　清蒸鱼清香扑鼻，滑嫩适口；鸡胸肉肉香纯正，辅以生菜和调味料滋味丰富，口齿生津。

难度指数：★ ★ ★

口感指数：★ ★ ★ ★

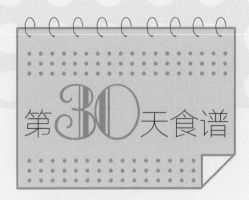

第30天食谱

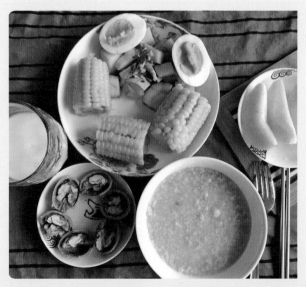

🕐 早餐

含量水平

能量：★★★★

脂肪：★★★★

钠：★★★

膳食纤维：★★★★★

胆固醇：★★★★★

食物名称	质量（克）	能量（千卡）	蛋白质（克）	脂肪（克）	碳水化合物（克）	钠（毫克）	膳食纤维（克）	胆固醇（毫克）
玉米棒（鲜）	230	122	4.6	1.4	26.2	1.3	3.3	0.0
燕麦片	35	128	5.3	2.3	23.4	1.3	1.9	0.0
南瓜	100	19	0.6	0.1	4.5	0.7	0.7	0.0
梨	100	36	0.3	0.2	10.9	1.7	2.5	0.0
核桃	25	36	1.1	3.0	1.6	15.0	0.4	0.0
酸奶	160	115	4.0	4.3	14.9	63.7	0.0	24.0
鸡蛋	50	63	5.9	3.9	1.2	57.9	0.0	264.0
烹调油	5	45	0.0	5.0	0.0	0.0	0.0	0.0
盐	1	0	0.0	0.0	0.0	393.1	0.0	0.0

营养成分表			
项目	一餐		占参考摄入量
能量	564	千卡	28%
蛋白质	21.8	克	36%
脂肪	20.2	克	34%
碳水化合物	82.7	克	28%
钠	534.7	毫克	27%
膳食纤维	8.8	克	35%
胆固醇	288.0	毫克	96%

第三十天早餐食谱解读

　　早餐主食的总量相当于 75 克米面（230 克鲜玉米棒相当于 40 克米面，35 克燕麦片相当于同等质量的米面），蔬菜 100 克，水果 100 克，蛋白质食物 50 克，酸奶 1 盒（160 毫升）和坚果 1 把（约 25 克）。该餐有充足能量，约 564 千卡，含丰富的蛋白质，并很好地控制了钠盐和脂肪，膳食纤维含量充足，对胆固醇还可以进一步加以控制。

食物准备

1. 燕麦片倒入碗中（约 1/3 碗），按 1 ∶ 4 的比例加水（约 140 毫升），放入微波炉高火加热 1 分半钟即可。玉米棒洗净，煮 10 分钟，捞出备用。

2. 南瓜洗净切块，放入烧开的水中煮 3 ~ 5 分钟，捞出，加葱、姜、蒜、辣椒末少许，淋烹调油（香油、花椒油、辣椒油调等）5 毫升，加盐 1 克或酱油 5 毫升调味。

3. 梨去皮，切块。

4. 鸡蛋用水煮 5 分钟，去壳，切块。

5. 市售酸奶 1 杯。

6. 核桃破壳装盘。

食材和烹调方法的可选项

1. 水煮麦片可以适当加糖增加口感，或者用牛奶、豆浆煮制。

2. 蔬菜和水果可以用其他应季果蔬替换。

3. 选低脂酸奶可以减少油脂摄入。

4. 坚果和水果可以放在餐后的加餐中。

试吃体验

水煮麦片比较清淡；南瓜清香扑鼻，脆嫩可口。

难度指数：★ ★

口感指数：★ ★ ★ ★ ★

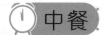中餐

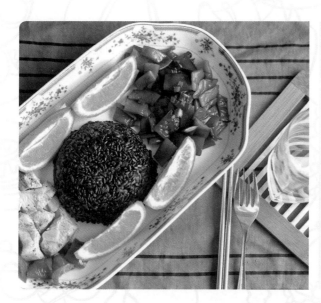

含量水平

能量：★★★★

脂肪：★★★★

钠：★★★

膳食纤维：★★★

胆固醇：★★★

食物名称	质量（克）	能量（千卡）	蛋白质（克）	脂肪（克）	碳水化合物（克）	钠（毫克）	膳食纤维（克）	胆固醇（毫克）
大米	50	173	3.7	0.4	39.0	1.9	0.3	0.0
黑米	20	67	1.9	0.5	14.4	1.4	0.8	0.0
海白菜	100	12	1.2	0.1	2.1	8.6	0.5	0.0
橙子	120	42	0.7	0.2	9.9	1.1	0.5	0.0
鸡胸肉	100	133	19.4	5.0	2.5	34.4	0.0	82.0
烹调油	10	90	0.0	10.0	0.0	0.0	0.0	0.0
盐	1	0	0.0	0.0	0.0	393.1	0.0	0.0

营养成分表		
项目	一餐	占参考摄入量
能量	517	千卡	26%
蛋白质	26.9	克	45%
脂肪	16.2	克	27%
碳水化合物	67.9	克	23%
钠	440.5	毫克	22%
膳食纤维	2.1	克	9%
胆固醇	82.0	毫克	27%

第
三
十
天
中
餐
食
谱
解
读

中餐主食的总量相当于 70 克米面（20 克黑米等同于 20 克米面），蔬菜 100 克，水果 120 克，蛋白质食物 100 克。该餐有充足能量，约 517 千卡，含丰富的蛋白质，并很好地控制了钠盐、脂肪和胆固醇，但膳食纤维含量偏低。

 食物准备：

1. 70 克的大米和黑米按 1：（2 ~ 3）的比例加约 200 毫升水，然后用电饭煲烹熟（也可以用蒸锅蒸熟）。

2. 海白菜反复浸泡多次，洗净，用清水煮 5 分钟，捞出。

3. 橙子去皮，切块。

4. 鸡胸肉洗净切成小块后，用烹调油 10 毫升拌鸡肉块，放入烤箱中烤 8 分钟至鸡胸肉变白，加入盐 1 克或蚝油 5 毫升，辅以青椒、红椒、黑胡椒调味。

 食材和烹调方法的可选项

1. 黑米最好提前泡制和煮制，这样更容易煮烂，口感更好。

2. 主食可以换成薯类，更适合搭配烤制的食物。

3. 海白菜通常会用盐制过，需要反复浸泡，或者用其他新鲜蔬菜替代。

4. 水果可以放在餐后的加餐中。

试吃体验

黑米饭色泽适中，清香四溢；烤鸡肉香气宜人，口味清淡；海白菜细嫩爽口。

难度指数：★ ★ ★

口感指数：★ ★ ★ ★

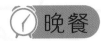 晚餐

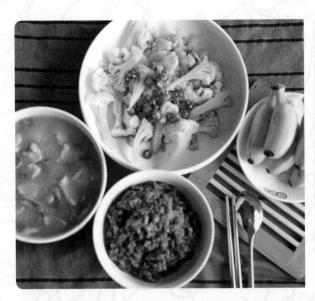

含量水平

能量：★★★★

脂肪：★★★★

钠：★★★★

膳食纤维：★★★★

胆固醇：★★★

食物名称	质量 （克）	能量 （千卡）	蛋白质 （克）	脂肪 （克）	碳水化合物 （克）	钠 （毫克）	膳食纤维 （克）	胆固醇 （毫克）
杂粮米	70	242	5.2	0.6	54.5	2.1	2.8	0.0
番茄	100	18	0.9	0.2	3.9	4.8	0.5	0.0
小白菜	50	6	0.6	0.1	1.1	29.8	0.4	0.0
花菜	150	30	2.6	0.2	5.7	38.9	1.5	0.0
香蕉	130	70	1.1	0.2	16.9	0.6	0.9	0.0
猪肉（瘦）	100	143	20.3	6.2	1.5	57.5	0.0	81.0
烹调油	10	90	0.0	10.0	0.0	0.0	0.0	0.0
盐	2	0	0.0	0.0	0.0	786.2	0.0	0.0

营养成分表			
项目	一餐		占参考摄入量
能量	599	千卡	30%
蛋白质	30.7	克	51%
脂肪	17.5	克	29%
碳水化合物	83.6	克	28%
钠	919.9	毫克	46%
膳食纤维	6.1	克	25%
胆固醇	81.0	毫克	27%

晚餐主食的总量相当于 70 克米面（市售的大米、黑米、玉米糁、燕麦米的混合物，相当于同等质量的米面），蔬菜 300 克，水果 130 克，蛋白质食物 100 克。该餐有充足能量，约 599 千卡，含丰富的蛋白质，并很好地控制了脂肪和胆固醇，膳食纤维含量相对充足，对钠盐还可以进一步加以控制。

食物准备

1. 70 克的杂粮米按 1 : （2 ~ 3）的比例加约 200 毫升水，然后用带煮粥功能的电饭煲烹熟或者用炖锅煮制。

2. 花菜掰小，洗净，煮 3 ~ 5 分钟，起锅，加葱、姜、蒜、辣椒末少许，淋烹调油（如香油、花椒油、辣椒油等）5 毫升，加盐 1 克或酱油 5 毫升调味。

3. 取小香蕉，装盘。

4. 瘦猪肉洗净切片，用少量淀粉上浆备用；番茄去皮洗净，切块；锅中放烹调油（如菜籽油）5 毫升，油热后加入番茄翻炒 1 分钟，加 300 毫升水，烧开，放入肉片，小火煮 10 分钟，撒葱、姜、蒜、辣椒末少许，加盐约 1 克调味。

食材和烹调方法的可选项

1. 杂粮米提前泡制，这样更容易煮烂，口感更好。

2. 蔬菜和水果可以用其他应季果蔬替换。

3. 猪肉可以用其他肉或者豆制品代替。

4. 水果可以放在餐后的加餐中。

试吃体验

杂粮饭清香扑鼻；番茄肉片汤滋味丰富，鲜美爽口；凉拌花菜清香脆嫩。

难度指数：★ ★

口感指数：★ ★ ★

附录一

降血压膳食结构模型

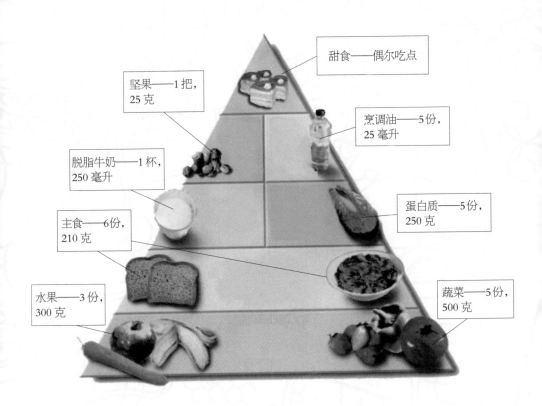

甜食——偶尔吃点

坚果——1 把，25 克

烹调油——5 份，25 毫升

脱脂牛奶——1 杯，250 毫升

蛋白质——5 份，250 克

主食——6份，210 克

水果——3 份，300 克

蔬菜——5 份，500 克

附录二

降血压饮食的食物组成和能量估算

降血压膳食食物种类构成和能量估算表★

餐次	食物种类	食物质量（克）	能量平均含量（千卡/100克）	摄入能量（千卡）	分餐合计（千卡）	日摄入合计（千卡）
早	主食	70	350	245	450	1810
早	蔬菜	100	35	35	450	1810
早	水果	100	50	50	450	1810
早	蛋	50	150	75	450	1810
早	油脂	5	900	45	450	1810
中	主食	70	350	245	555	1810
中	蔬菜	200	35	70	555	1810
中	水果	100	50	50	555	1810
中	精肉	100	100	100	555	1810
中	油脂	10	900	90	555	1810
晚	主食	70	350	245	555	1810
晚	蔬菜	200	35	70	555	1810
晚	水果	100	50	50	555	1810
晚	精肉	100	100	100	555	1810
晚	油脂	10	900	90	555	1810
加	牛奶	250	50	125	250	1810
加	坚果	25	500	125	250	1810

★ 食物建议量参考美国国立卫生研究院 1800 千卡降血压饮食的推荐值，并进行了质量单位的转换。能量值的估算依据《中国食物成分表 2002》中数值。

附录三

降血压饮食价格估算表

降血压膳食的食物价格（单位：元）★						
食物类别	一份食物	最低价格	平均价格	一天 食物份数	一天 最低价格	一天 平均价格
主食	35 克	0.16	0.88	6	0.96	5.28
蔬菜	100 克	0.60	1.86	5	3.00	9.30
水果	100 克	1.50	4.57	3	4.50	13.71
肉蛋	50 克	1.50	2.50	5	7.50	12.50
奶	250 毫升	2.00	3.70	1	2.00	3.70
坚果	25 克	0.60	1.92	1	0.60	1.92
油脂	5 毫升	0.10	0.56	5	0.50	2.80
调料	1 份	0.20	0.20	3	0.60	0.60
合计					19.66	49.81

★食物价格是 30 天试吃试验所用到的全部食材的价格，全部食材于 2017 年 5 月购于重庆市袁家岗家乐福超市。

附录四

降血压饮食食物份量图谱

×5份

2份油（1大调羹，约10毫升）

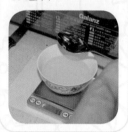

×6份

1克盐（1中调羹酱油，约5毫升）

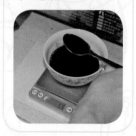

×3份

1份水果（半个苹果，约100克）

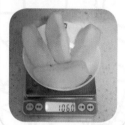

×1份

1份坚果（1把开心果，约25克）

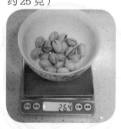

×6份

1份主食（1把米，约35克）

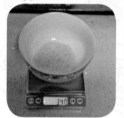

×5份

1份蔬菜（1棵白菜，约100克）

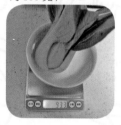

×1份

1份低脂奶（1盒，约250毫升）

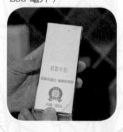

×5份

2份肉（牌盒大小，约100克）

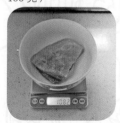

附录五

食物份量估计和换算表

类别	单位	食物大小或者质量
主食	1份 （×6）	35 克干的谷物和谷物制品： 1 把米，1 把豆，一束（一元币大小）面，2 碗稀饭，大半碗干饭，半碗鲜玉米粒（100 克），1 根中等大小玉米棒（200 克）， 1 个中等大小的红薯／土豆（150 克），拳头大小的馒头（60 克），1 个巴掌大小的煎饼，2 块面包切片，5 块调料碟大小的饼干，等等
蔬菜	1份 （×5）	100 克可食蔬菜的生重： 1 棵中等大小的飘儿白，1 片大白菜叶，1 根中等大小的胡萝卜，半个长茄子或者半个番茄，大半碗煮熟的叶子菜，半杯蔬菜汁，等等
水果	1份 （×3）	100 克可食水果生重： 半碗果肉，1 根中等大小的香蕉，1 个猕猴桃，半个中等大小的梨、苹果、桃等，15 颗樱桃或葡萄，3 颗大的枇杷，半杯鲜榨果汁，等等
蛋白食物	2份 （×5）	100 克精肉（无可见肥肉或者油脂）： 1 扑克盒大小的生肉（猪牛羊肉，鸡鸭鱼肉），2 个鸡蛋大小的肉末，4 个鸡中翅(150 克生重),1 个鸡腿(200 克生重)，8 块猪小排（140 克生重），10 片中等大小的熟肉切片，1 片手掌大的豆腐或者豆腐干（厚度不同）， 等等
牛奶	1份	250 毫升脱脂／低脂奶： 1 盒／杯牛奶，1 盒／杯酸奶，1 杯／袋豆浆，2 颗奶片，等等
坚果	1份	25 克干的坚果： 2~3 个核桃，1 把瓜子／花生，10 颗杏仁，20 粒开心果，等等
油	2份 （×5）	10 毫升菜籽油、调和油、芝麻油等，1 大调羹烹调油，等等
盐	1份 （×6）	1 克盐（5 毫升酱油）： 1 角币大小铺开的盐粒，1 小调羹酱油，1 撮咸菜，1 小碟泡菜，等等

尝试*30*天改变您的饮食和血压 —— 手把手教您吃出健康血压

附录六

30 天降血压食谱营养成分一览表

	质量	能量	蛋白质	脂肪	碳水化合物	钠	膳食纤维	胆固醇
	（克）	（千卡）	（克）	（克）	（克）	（毫克）	（克）	（毫克）
第 1 天								
早餐	736	631	25.9	15.5	100.2	800.4	4.8	276.5
中餐	501	542	26.0	23.1	61.0	496.8	3.5	73.8
晚餐	692	678	34.4	21.2	92.1	876.2	4.9	66.0
日合计	1929	1851	86.3	59.8	253.3	2173.4	13.2	416.3
第 2 天								
早餐	726	575	25.0	13.4	91.8	865.0	2.6	276.5
中餐	686	617	26.0	20.4	86.0	608.9	3.5	78.9
晚餐	512	537	17.2	12.4	94.6	926.2	5.2	65.2
日合计	1924	1729	68.2	46.2	272.4	2400.1	11.3	420.6
第 3 天								
早餐	656	565	30.2	17.7	77.4	642.7	6.1	276.5
中餐	597	668	40.4	24.6	80.3	927.1	9.0	58.0
晚餐	532	643	32.1	18.7	91.2	883.6	4.4	89.1
日合计	1785	1876	102.7	61.0	248.9	2453.4	19.5	423.6
第 4 天								
早餐	686	494	21.3	14.8	75.4	710.8	5.9	276.5
中餐	562	497	19.8	16.3	71.2	803.9	3.5	0.0
晚餐	692	680	30.4	26.7	86.1	862.2	6.5	69.7
日合计	1940	1671	71.5	57.8	232.7	2376.9	15.9	346.2
第 5 天								
早餐	616	593	20.1	14.8	97.8	661.9	4.5	288.0
中餐	512	675	39.3	24.5	82.2	888.0	7.7	46.4
晚餐	762	624	34.4	21.0	79.3	953.2	5.0	66.0
日合计	1890	1892	93.8	60.3	259.3	2503.1	17.2	400.4

续表

	质量	能量	蛋白质	脂肪	碳水化合物	钠	膳食纤维	胆固醇
	（克）	（千卡）	（克）	（克）	（克）	（毫克）	（克）	（毫克）
第6天								
早餐	366	481	17.4	10.7	82.3	568.8	3.3	264.0
中餐	582	545	23.3	18.8	75.7	960.0	5.2	291.5
晚餐	672	562	25.6	18.6	77.0	898.6	4.6	0.0
日合计	1620	1588	66.3	48.1	235.0	2427.4	13.1	555.5
第7天								
早餐	446	544	25.3	12.6	83.8	574.0	1.4	304.5
中餐	532	569	30.8	17.7	76.8	856.2	5.4	81.0
晚餐	657	607	33.6	16.1	87.7	967.6	6.2	62.5
日合计	1635	1720	89.7	46.4	248.3	2397.8	13.0	448.0
第8天								
早餐	366	468	14.7	10.4	81.4	557.7	2.5	264.0
中餐	608	700	25.4	37.3	71.2	957.6	5.7	126.1
晚餐	492	566	27.8	19.1	74.3	861.7	3.4	55.0
日合计	1466	1734	67.9	66.8	226.9	2377.0	11.6	445.1
第9天								
早餐	656	666	28.4	22.6	92.9	778.1	6.1	276.5
中餐	502	438	25.5	16.1	52.3	857.7	4.3	82.0
晚餐	466	433	14.6	6.4	82.0	461.2	2.8	70.6
日合计	1624	1537	68.5	45.1	227.2	2097.0	13.2	429.1
第10天								
早餐	436	400	12.3	9.8	69.5	521.0	3.8	264.0
中餐	471	477	24.0	12.3	74.5	457.1	7.1	51.3
晚餐	642	659	31.9	20.3	89.1	1004.5	2.3	106.0
日合计	1549	1536	68.2	42.4	233.1	1982.6	13.2	421.3

尝试 *30* 天改变您的饮食和血压

续表

	质量	能量	蛋白质	脂肪	碳水化合物	钠	膳食纤维	胆固醇
	（克）	（千卡）	（克）	（克）	（克）	（毫克）	（克）	（毫克）
第 11 天								
早餐	646	691	23.3	15.9	118.0	629.9	6.2	276.5
中餐	581	548	28.0	18.9	70.3	464.2	3.8	55.0
晚餐	482	531	29.0	16.8	73.3	901.1	7.2	82.0
日合计	1709	1770	80.3	51.6	261.6	1995.2	17.2	413.5
第 12 天								
早餐	701	639	24.0	24.8	85.4	690.6	6.5	276.5
中餐	522	533	25.1	18.2	70.1	812.8	2.6	16.5
晚餐	592	463	36.8	14.2	51.7	882.6	4.6	81.2
日合计	1815	1635	85.9	57.2	207.2	2386.0	13.7	374.2
第 13 天								
早餐	416	446	19.6	13.3	67.0	562.1	4.8	264.0
中餐	582	560	31.0	17.0	73.9	938.4	3.6	98.4
晚餐	642	598	30.2	18.7	82.1	828.3	4.9	32.4
日合计	1640	1604	80.8	49.0	223.0	2328.8	13.3	394.8
第 14 天								
早餐	526	467	19.8	11.6	72.4	702.8	1.3	271.5
中餐	602	622	28.6	17.5	92.5	897.7	5.2	81.0
晚餐	482	544	28.1	17.4	71.7	923.2	5.3	81.0
日合计	1610	1633	76.5	46.5	236.6	2523.7	11.8	433.5
第 15 天								
早餐	648	681	31.3	24.7	91.8	643.5	8.1	276.5
中餐	642	619	31.0	19.9	81.6	970.6	5.5	305.0
晚餐	546	479	20.9	12.8	76.5	522.3	6.5	40.6
日合计	1836	1779	83.2	57.4	249.9	2136.4	20.1	622.1

附录六

	质量	能量	蛋白质	脂肪	碳水化合物	钠	膳食纤维	胆固醇
	（克）	（千卡）	（克）	（克）	（克）	（毫克）	（克）	（毫克）
第 16 天								
早餐	691	569	21.5	14.6	95.2	638.9	7.0	276.5
中餐	432	477	16.1	12.9	76.3	845.8	2.5	74.2
晚餐	507	547	26.5	19.0	74.2	905.9	6.4	117.0
日合计	1630	1593	64.1	46.5	245.7	2390.6	15.9	467.7
第 17 天								
早餐	701	634	28.6	18.4	93.3	811.6	4.3	56.7
中餐	472	541	28.6	16.0	77.1	842.0	6.3	64.8
晚餐	512	568	31.6	17.9	72.8	925.6	2.9	98.4
日合计	1685	1743	88.8	52.3	243.2	2579.2	13.5	219.9
第 18 天								
早餐	681	560	21.0	25.0	68.4	589.0	5.6	288.0
中餐	537	545	26.5	16.3	77.8	848.8	3.9	64.8
晚餐	432	541	24.8	15.9	76.3	955.5	2.5	26.1
日合计	1650	1646	72.3	57.2	222.5	2393.3	12.0	378.9
第 19 天								
早餐	636	654	28.1	25.1	87.0	681.5	7.5	276.5
中餐	467	443	19.6	13.7	62.6	898.8	2.2	116.5
晚餐	542	512	23.3	12.9	78.1	938.9	2.9	46.4
日合计	1645	1609	71.0	51.7	227.7	2519.2	12.6	439.4
第 20 天								
早餐	646	559	24.8	21.0	72.1	1031.2	4.0	276.5
中餐	472	479	21.7	9.8	79.1	824.6	3.0	57.4
晚餐	597	390	19.4	15.9	46.6	871.1	4.6	126.4
日合计	1715	1428	65.9	46.7	197.8	2726.9	11.6	460.3

尝试 *30* 天改变您的饮食和血压

续表

	质量	能量	蛋白质	脂肪	碳水化合物	钠	膳食纤维	胆固醇
	（克）	（千卡）	（克）	（克）	（克）	（毫克）	（克）	（毫克）
第 21 天								
早餐	376	492	15.2	11.0	88.4	543.1	5.1	264.0
中餐	482	470	24.9	12.8	66.3	953.2	2.8	46.4
晚餐	526	500	29.9	14.4	66.4	779.5	4.0	22.8
日合计	1384	1462	70.0	38.2	221.1	2275.8	11.9	333.2
第 22 天								
早餐	371	448	18.9	11.9	70.4	562.1	4.0	264.0
中餐	607	627	23.7	29.4	71.3	951.9	4.3	147.2
晚餐	502	498	23.3	16.2	68.3	863.4	3.6	64.8
日合计	1480	1573	65.9	57.5	210.0	2377.4	11.9	476.0
第 23 天								
早餐	381	505	19.9	10.9	86.2	601.5	4.0	264.0
中餐	426	531	25.5	15.8	73.9	436.4	2.7	73.8
晚餐	562	499	24.4	16.0	66.6	953.7	2.0	64.8
日合计	1369	1535	69.8	42.7	226.7	1991.6	8.7	402.6
第 24 天								
早餐	651	705	29.9	26.3	93.2	771.8	5.9	276.5
中餐	512	553	27.4	16.1	78.0	828.2	3.5	82.0
晚餐	542	508	29.0	14.0	70.8	884.0	3.8	58.0
日合计	1705	1766	86.3	56.4	242.0	2484.0	13.2	416.5
第 25 天								
早餐	441	613	30.4	22.0	78.0	445.7	4.6	82.0
中餐	407	465	19.1	15.2	68.8	983.0	5.4	305.2
晚餐	492	591	25.0	25.9	66.6	873.5	2.2	157.7
日合计	1340	1669	74.5	63.1	213.4	2302.2	12.2	544.9

续表

	质量 （克）	能量 （千卡）	蛋白质 （克）	脂肪 （克）	碳水化 合物 （克）	钠 （毫克）	膳食 纤维 （克）	胆固醇 （毫克）
第 26 天								
早餐	556	444	20.8	12.7	64.8	805.2	2.9	274.0
中餐	542	508	30.2	19.9	56.2	901.7	3.8	328.8
晚餐	766	450	41.4	16.3	37.9	623.9	3.8	139.9
日合计	1864	1402	92.4	48.9	158.9	2330.8	10.5	742.7
第 27 天								
早餐	536	457	23.6	13.2	63.6	761.2	2.5	274.0
中餐	587	608	24.3	26.2	72.4	929.9	3.8	126.1
晚餐	522	569	25.7	16.4	83.1	880.7	3.5	64.8
日合计	1645	1634	73.6	55.8	219.1	2571.8	9.8	464.9
第 28 天								
早餐	486	490	15.6	9.7	89.7	546.3	4.8	264.0
中餐	471	518	27.3	16.6	69.5	451.8	4.4	72.9
晚餐	577	459	17.5	10.1	77.5	888.0	2.8	0.0
日合计	1534	1467	60.4	36.4	236.7	1886.1	12.0	336.9
第 29 天								
早餐	681	612	25.8	25.8	80.1	474.6	11.0	264.0
中餐	522	523	35.0	13.7	69.6	861.9	4.1	69.6
晚餐	447	492	24.1	15.0	67.1	877.1	1.7	112.3
日合计	1650	1627	84.9	54.5	216.8	2213.6	16.8	445.9
第 30 天								
早餐	706	564	21.8	20.2	82.7	534.7	8.8	288.0
中餐	401	517	26.9	16.2	67.9	440.5	2.1	82.0
晚餐	612	599	30.7	17.5	83.6	919.9	6.1	81.0
日合计	1719	1680	79.4	53.9	234.2	1895.1	17.0	451.0

附录七

降血压饮食的效果图[①]

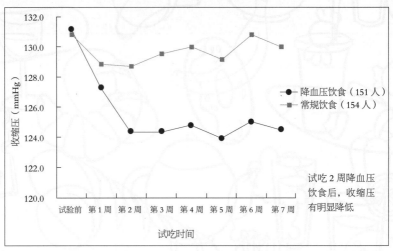

附图 7-1　降血压饮食对收缩区的影响

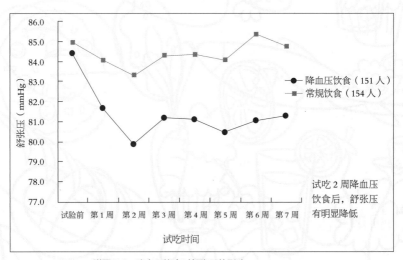

附图 7-2　降血压饮食对舒张压的影响

---

① Appel，Lawrence J.，etc. A clinical trial of the effects of dietary patterns on blood pressure. The New England Journal of Medicine. 336.16（1997）：1117-1124.

附录八

营养素参考摄入量

营养成分	NRV	营养成分	NRV
能量	8400 千焦 或 2000 千卡	泛酸	5 毫克
蛋白质	60 克	生物素	30 微克
脂肪	<60 克	胆碱	450 毫克
饱和脂肪酸	<20 克	钙	800 毫克
胆固醇	<300 毫克	磷	700 毫克
总碳水化合物	300 克	钾	2000 毫克
膳食纤维	25 克	钠	2000 毫克或食盐 5 克
维生素 A	800 微克当量	镁	300 毫克
维生素 D	5 微克	铁	15 毫克
维生素 E	14 毫克当量	锌	15 毫克
维生素 K	80 微克	碘	150 微克
维生素 B1	1.4 毫克	硒	50 微克
维生素 B2	1.4 毫克	铜	1.5 毫克
维生素 B6	1.4 毫克	氟	1 毫克
维生素 B12	2.4 微克	铬	50 微克
维生素 C	100 毫克	锰	3 毫克
烟酸	14 毫克	钼	40 微克
叶酸	400 微克		

说明：

1. 每日参考摄入量不是最佳摄入量，也不是平均的摄入量，而是能保证大多数人营养需要的一个估计水平。

2. 该表整理自卫生部印发的《食品营养标签管理规范》（http://www.gov.cn/gzdt/2008-01/11/content_856260.htm）。